Annales Nestlé

Obstipation

Herausgeber
Jacques Schmitz, Paris

S. Karger
Verlag für Medizin und
Naturwissenschaften
Basel · Freiburg · Paris ·
London · New York ·
Bangalore · Bangkok · Shanghai ·
Singapore · Tokyo · Sydney

KARGER

Nestlé Nutrition
INSTITUTE

S. Karger
Verlag für Medizin und Naturwissenschaften
Basel • Freiburg • Paris • London
New York • Bangalore • Bangkok • Shanghai
Singapore • Tokyo • Sydney

Haftungsausschluss
Nestlé Nutrition-Nestec Ltd./S. Karger AG übernehmen keine Verantwortung oder Haftung für Fehler oder Auslassungen bzw. für Konsequenzen, die sich aus der Anwendung der in dieser Publikation enthaltenen Informationen ergeben.

Dosierungsangaben von Medikamenten
Obwohl die Autoren und der Verlag alle Anstrengungen unternommen haben, um sicherzustellen, dass die im vorliegenden Text enthaltene Auswahl von Medikamenten und die diesbezüglichen Dosierungsangaben den aktuellen Empfehlungen und der zum Zeitpunkt der Veröffentlichung üblichen Praxis entsprechen, wird dem Leser angesichts laufender Forschungsarbeiten, Änderungen gesetzlicher Vorschriften und stets neuer Forschungsergebnisse zu Medikamentenwirkungen und -nebenwirkungen dringend geraten, stets die Packungsbeilage jedes Medikaments zu konsultieren, um eventuelle Änderungen bezüglich Indikation und Dosis sowie zusätzliche Warnungen und Vorsichtsmassnahmen nicht zu übersehen. Dies gilt insbesondere bei neuen und/oder nur selten angewendeten Wirkstoffen.

Übersetzung aus dem Englischen von:
Mary-Lou Eisenberger und Andrea Kaufer-Ehm
Pembaurstrasse 9
D–81243 München (Deutschland)
E-Mail: uebersetzungen@kaufer-ehm.de

Postfach, CH–4009 Basel (Schweiz)
Gedruckt von Reinhardt Druck, Basel (Schweiz),
auf chlorfrei gebleichtem alterungsbeständigem Papier
ISBN 978–3–8055–8975–8

KARGER

Fax +41 61 306 12 34
E-Mail karger@karger.ch
www.karger.com

Annales Nestlé

Vol. 65, No. 2, 2007

Inhalt

KARGER

Fax +41 61 306 12 34
E-Mail karger@karger.ch
www.karger.com

Vollständige Texte, Inhaltsverzeichnis und Texte
in Vorbereitung unter:
www.karger.com/and_issues

Erklärung

Das Nestlé Nutrition Institute wurde mit dem Ziel gegründet, Ärzte mit aktuellen Informationen über Ernährung und ernährungsbedingte Krankheiten zu versorgen und es ihnen so zu ermöglichen, die Versorgung der Patienten basierend auf den neuesten medizinischen und wissenschaftlichen Erkenntnissen kontinuierlich zu verbessern.

Die *Annales Nestlé*, eine seit 1942 regelmässig erscheinende Publikation, ist eine der Hauptsäulen des Nestlé Nutrition Institute. Die *Annales Nestlé* enthalten Übersichtsartikel zur klinischen Praxis und Forschung in allen Bereichen der Pädiatrie, wobei die Ernährung im Mittelpunkt des Interesses steht. Jede Publikation behandelt ein bestimmtes Thema, wie z.B. Diabetes mellitus, Zöliakie oder den Bedarf an Spurenelementen bei Säuglingen und Kindern. Die *Annales Nestlé* umfassen 3 Ausgaben pro Jahr, die in fünf Sprachen veröffentlicht werden (Englisch, Französisch, Spanisch, Deutsch und Chinesisch). Mit einer Auflage von 70 000 Stück pro Ausgabe zählen die *Annales Nestlé* zu den meistgelesenen Pädiatrie-Zeitschriften weltweit.

Ein unabhängiges Herausgeberkomitee, das sich aus vier hochangesehenen Professoren der Pädiatrie zusammensetzt, redigiert die *Annales Nestlé* und garantiert deren medizinische und wissenschaftliche Neutralität sowie das hohe Mass an Respekt und Wertschätzung, das diese Publikation in medizinischen und wissenschaftlichen Kreisen geniesst. Das Herausgeberkomitee legt die Redaktionsgrundsätze fest, bestimmt die zu behandelnden Themen, wählt die Autoren aus und bewertet den Inhalt der Beiträge.

Ab 2006 werden die *Annales Nestlé* von der S. Karger AG, einem der angesehensten Verlagshäuser für medizinische und wissenschaftliche Publikationen, veröffentlicht. Wir erwarten von dieser neuen Partnerschaft eine weitere Steigerung der Wirkung dieser Publikation und der Wertschätzung, die ihr seit über 60 Jahren zuteil wird.

KARGER

Fax +41 61 306 12 34
E-Mail karger@karger.ch
www.karger.com

Vollständige Texte, Inhaltsverzeichnis und Texte
in Vorbereitung unter:
www.karger.com/and_issues

Annales Nestlé

Ann Nestlé [Ger] 2007;65:53–54
DOI: 10.1159/000148345

Editorial

Die Stuhlfrequenz ändert sich mit dem Alter. Während bei Säuglingen bis zu vier Stühle pro Tag normal sind, sinkt die Stuhlfrequenz nach und nach auf durchschnittlich 2 Stühle pro Tag im Alter von einem Jahr und einmal Stuhlgang täglich im Alter von vier Jahren. Die Stuhlfrequenz kann von Kind zu Kind jedoch sehr verschieden sein und bei einem gesunden gestillten Säugling sind sowohl weiche Stühle nach jedem Stillen als auch eine Stuhlentleerung pro Woche normal. Stuhlfrequenz und -konsistenz werden von zahlreichen Faktoren geregelt, u.a. der genetischen Veranlagung, die für die Anatomie des Kolons und Rektums ausschlaggebend ist, der täglichen Ballaststoff- und Flüssigkeitsaufnahme, dem Tonus der Abdominalmuskeln, der allgemeinen Aktivität des Kindes und zu guter Letzt seiner psychischen Entwicklung, die in manchen Fällen ursächlich für die Stuhlretention ist. Darüber hinaus begünstigt der Lebensstil von Kindern in Industrienationen wahrscheinlich die Entstehung von Obstipation: die Nahrung enthält nur wenige Ballaststoffe, das Kind bewegt sich häufig wenig und die Eltern sind besser über die möglichen organischen Ursachen der Obstipation informiert.

Eltern gehen, insbesondere in den ersten Lebensjahren ihrer Kinder, häufig davon aus, dass der Stuhlgang etwas über den Gesundheitsstatus ihres Kindes aussagt. Folglich sorgen sie sich bei zu grossen Stuhlmassen, zu harter Stuhlkonsistenz und bei schmerzvoller oder seltener Stuhlentleerung ihrer Kinder. Dies erklärt, warum die Obstipation, die definitionsgemäss vorliegt, wenn die Defäkation seit mehr als zwei Wochen erschwert oder verzögert bzw. weniger als dreimal pro Woche erfolgt, zumindest in den Industrienationen die am häufigsten vorkommende Verdauungsstörung im Kindesalter ist. Dies gilt umso mehr, als die chronische Obstipation mit rezidivierenden Bauchschmerzen, Appetitmangel und Stuhlschmieren einhergehen kann.

Die *Annales Nestlé* fühlten sich daher verantwortlich, diesem extrem weit verbreiteten Gesundheitsproblem, das häufig äusserst verstörend auf das Kind und seine Familie wirkt, eine ganze Ausgabe zu widmen.

Dr. Peter Milla vom Institute of Child Health, London, (Grossbritannen), ein international anerkannter Fachmann auf dem Gebiet der Darmmotilität, eröffnet diese Ausgabe der *Annales Nestlé* mit einer Übersichtsarbeit über die Transitzeit, die Kolonmotilität, die Mechanismen der Stuhlentleerung und die Ursachen der Obstipation. Wir erfahren in diesem Artikel, dass die Passage des Darminhalts durch den Dickdarm 90% der Gesamttransitzeit in Anspruch nimmt. Die diversen Methoden zur Ermittlung der Kolontransitzeit, die Motilitätsmuster des Kolons, die perfekt aufeinander abgestimmten Bewegungsmuster bei der Stuhlentleerung und ihre Steuerung werden anschaulich beschrieben. Der Autor bewertet den Nutzen der anorektalen Manometrie zur Diagnose von Morbus Hirschsprung im Vergleich zur Untersuchung der funktionellen Obstipation. Abschliessend fasst er die Mechanismen, die zur funktionellen Obstipation, der bei weiten häufigsten Ätiologie der Obstipation, führen, gut verständlich zusammen und bereitet so den Weg für die weiteren Artikel dieser Ausgabe der *Annales Nestlé*.

Die diversen Ursachen der Obstipation und welche Erkrankungen und Fehlbildungen es bei einem Kind mit Obstipation zu berücksichtigen gilt, erklärt Dr. Frederique Sauvat, Chirurg am Department of Pediatric Surgery am Necker-Enfants Malades Hospital in Paris (Frankreich). Sein Beitrag dreht sich um die zentrale Frage:

KARGER

Fax +41 61 306 12 34
E-Mail karger@karger.ch
www.karger.com

0250–9652/07/0652–0053$23.50/0

Online-Zugriff auf:
www.karger.com/and

Leidet das Kind unter Morbus Hirschsprung, der schwersten und häufigsten Form der organischen Obstipation (mit einer Inzidenz von einem Fall pro 4500 Lebendgeburten) oder unter funktioneller Obstipation, der Form der Obstipation mit der höchsten Prävalenz? Die klinischen, radiologischen, manometrischen und histologischen Befunde, die für die Diagnose Morbus Hirschsprung sprechen, werden anschaulich dargestellt. Der Artikel geht ausserdem auf weitere nicht-funktionelle Ursachen der Obstipation ein. Nach Studium dieses Artikels sollte der Leser die Hirschsprung-Krankheit diagnostizieren können, ohne invasive Verfahren, wie z.B. den Barium-Einlauf, die anorektale Manometrie oder die Rektumbiopsie zu häufig zu verordnen.

Während die Diagnose der funktionellen Obstipation in der Regel einfach ist, stellt die Behandlung dieser Erkrankung jedoch nach wie vor eine Herausforderung dar und erfordert häufig eine medikamentöse Langzeitbehandlung. Das Team um Dr. Jan Taminiau und Marc Benninga vom Emma Children's Hospital in Amsterdam (Niederlande) zeichnet sich dadurch aus, dass es viel Zeit, Ausdauer und Energie auf die sorgfältige Entwicklung prospektiver randomisierter Kohortenstudien mit Kindern, die an Obstipation leiden, verwendet hat. Der Beitrag dieses Teams über «Die aktuelle Behandlung der Obstipation im Kindesalter» ist daher nicht nur ein exzellenter Überblick über die aktuellen Methoden, sondern fasst auch und insbesondere die enorme Erfahrung des Teams zusammen, die sich dem Leser in diesem Artikel erschliesst und die ganze Bandbreite der möglichen Behandlungen abdeckt: Aufklärung und Beratung von Eltern und Kind, insbesondere zu Ernährung und Toilettentraining, Desimpaktion, Erhaltungstherapie, Verhaltenstherapie und Biofeedback sowie in sehr seltenen, häufig organisch bedingten Fällen eine Appendikostomie.

Die Stuhlinkontinenz (Enkopresis) ist abschliessend eine der Komplikationen der Obstipation, die für die Betroffenen am verstörendsten und frustrierendsten ist. Es überrascht nicht, dass das gleiche Team in Amsterdam, das mit über am meisten Erfahrung auf dem Feld der Obstipation verfügt, auch Referenzzentrum für Stuhlschmieren oder funktionelle Enkopresis im Kindesalter ist. Dr. Marc Benninga war für den letzten Artikel dieser Ausgabe der *Annales Nestlé* verantwortlich. Die Erfahrung dieses Teams sorgt auch hier für einen informativen, exzellenten Übersichtsartikel über das Thema. Die wichtigste Aussage dieses Beitrags ist, dass die Verfasser grundsätzlich zwischen der Stuhlinkontinenz, die infolge einer funktionellen Obstipation auftritt, und der funktionellen nicht-retentiven Enkopresis, d.h. der Stuhlinkontinenz, die nicht mit der funktionellen Obstipation assoziiert wird, unterscheiden. Diese Unterscheidung ist in der Tat entscheidend. Während sich die Enkopresis im ersten Fall relativ einfach durch die Behandlung der funktionellen Obstipation beheben lässt, hängt die funktionelle nicht-retentive Enkopresis häufig mit psychischen, psychiatrischen oder neurologischen Problemen zusammen und ist sehr viel schwieriger zu behandeln. Hier ist wahrscheinlich eine multimodale Behandlung, die auch eine gewisse psychotherapeutische Unterstützung umfasst, erforderlich, was bisher jedoch noch nicht nachgewiesen werden konnte. Die funktionelle nicht-retentive Enkopresis ist daher für den behandelnden Arzt nach wie vor eine frustrierende Erkrankung.

Die Obstipation wird zwar häufig als triviales Symptom angesehen, kann aber diagnostische und therapeutische Probleme bereiten. Wir hoffen, dass diese Ausgabe der *Annales Nestlé* Kinderärzten behilflich ist, Eltern richtig aufzuklären und zu beraten, und so die meisten dieser Probleme behebt.

Das Redaktionskomitee

Annales Nestlé

Ann Nestlé [Ger] 2007;65:55–62
DOI: 10.1159/000148346

Die Pathophysiologie der Obstipation

Peter J. Milla

Gastroenterology and Autoimmunity Unit, UCL Institute of Child Health, London, UK

Schlüsselwörter
Pathophysiologie der Obstipation · Kolontransit · Pathogene Mechanismen der Obstipation

Zusammenfassung
Bei der Obstipation handelt es sich um eine im Kindesalter extrem weit verbreitete Erkrankung, die für bis zu 25% der Konsultationen bei pädiatrischen Gastroenterologen und 3% der Besuche in der pädiatrischen Ambulanz verantwortlich zeichnet. In 90% der Fälle liegt der Erkrankung eine funktionelle Störung zugrunde und nur bei 10% der Patienten liegt eine ursächliche organische Erkrankung vor. Zu den häufigen organischen Ursachen der Obstipation im Kindesalter zählen u.a. angeborene Darmkrankheiten; neurologische Erkrankungen, insbesondere Zerebralparese; Erkrankungen des Rückenmarks und Hypotonie; endokrine und metabolische Erkrankungen (Hypothyroidismus, zystische Fibrose, Hyperkalzämie, Diabetes mellitus, renale Azidose) sowie die Einnahme von Arzneimitteln, die Obstipation hervorrufen können, wie z.B. manche Antiazida, Sucralfat, Eisen, codeinhaltige Medikamente, Imipramin, Phenytoin etc. Die am häufigsten auftretende angeborene Erkrankung ist Morbus Hirschsprung mit einer Inzidenz von einem Fall pro 4 500 Lebendgeburten gegenüber einer Inzidenz der anorektalen Missbildungen von einem Fall pro 7 000 Lebendgeburten und einem Fall pro 40 000 Lebendgeburten bei anderen neuromuskulären Erkrankungen des Darms. Bei weniger als 5% der Kinder, die aufgrund von Obstipation erstmals einen Arzt aufsuchen, liegt eine nachweisbare organische Erkrankung vor.

Bei den meisten Fällen der nach der Neugeborenenphase auftretenden Obstipation handelt es sich um funktionelle Obstipation, die auch als idiopathische Obstipation, idiopathisches Megakolon oder funktionelle Stuhlretention bezeichnet wird. Bei 40% der Kinder mit funktioneller Obstipation treten die Symptome während des ersten Lebensjahrs auf. Für gewöhnlich jedoch setzen die Symptome mit Beginn des Toilettentrainings oder bei Schuleintritt ein, wobei Jungen häufiger betroffen sind als Mädchen [2]. Die funktionelle Obstipation im Kindesalter unterscheidet sich signifikant von der Obstipation bei Erwachsenen. Stuhlinkontinenz tritt bei Kindern mit Obstipation häufiger auf als bei Erwachsenen und wird bei Kindern mit Retentionsverhalten, bei Erwachsenen hingegen mit übermässigem Pressen in Zusammenhang gebracht. Die Behandlung ist bei Kindern erfolgreicher als bei Erwachsenen.

Dieser Übersichtsartikel erörtert zuerst die normalen Mechanismen des Kolontransits und der Defäkation und geht dann auf die derzeit bekannten pathogenen Mechanismen ein, die zu Obstipation führen.

Normaler Kolontransit und normale Kolonmotilität

Kolontransit

Die Magen-Darm-Passage dauert bei gesunden Menschen zwischen 36 und 48 Stunden. Die Transitzeit ist je nach Magen-Darm-Region verschieden und beträgt im Ösophagus Sekunden bis Minuten, im Magen zwischen 30 Minuten und bis zu 2 Stunden und im Dünndarm

KARGER

Fax +41 61 306 12 34
E-Mail karger@karger.ch
www.karger.com

0250–9652/07/0652–0055$23.50/0

Online-Zugriff auf:
www.karger.com/and

Peter J. Milla, MD
Gastroenterology Unit, Institute of Child Health
30 Guildford Street
London WC1N 1EH (UK)
Tel. +44 207 9052 632, Fax +44 207 4391 791, E-Mail pjmilla@onetel.net

zwischen 1 Stunde und 4 Stunden, die restliche Zeit benötigt der Darminhalt für die Passage durch den Dickdarm. Die Gesamttransitzeit durch den Gastrointestinaltrakt ist somit ein guter Anhaltspunkt für die Kolontransitzeit. Das Kolon ist ein Organ des Gastrointestinaltrakts, das Wasser, Kalorien und Elektrolyte aus dem Darminhalt resorbiert und die Verdauungsprodukte, denen alle Nährstoffe entzogen wurden, dann ausscheidet. Eine lange Transitzeit des Darminhalts durch das Kolon ist daher erst einmal von Vorteil. Die Kolonmotilität, die Transitzeit und die Stuhlfrequenz werden von diversen Faktoren beeinflusst. So korrelieren beispielsweise eine hohe Ballaststoffaufnahme, ein extrovertiertes Wesen und männliches Geschlecht mit einer kürzeren Transitzeit und einer höheren Stuhlfrequenz [3, 4].

Zur Messung der Kolontransitzeit werden diverse Methoden eingesetzt, u.a. eine Szintigraphie des Stuhls oder des Abdomens oder die Messung der Zeit, die ein nicht resorbierbarer Marker für die Passage durch den Gastrointestinaltrakt benötigt. Bei der zuletzt genannten Methode, die in der klinischen Praxis am häufigsten zum Einsatz kommt, werden entweder röntgendichte Pellets oder ein im Stuhl leicht zu erkennender Farbstoff, z.B. Karminrot, eingesetzt. Mit dem Farbstoff Karminrot lässt sich die Transitzeit der flüssigen Phase des Stuhls und mit den röntgendichten Pellets die Transitzeit der festen Phase des Stuhls messen. Am besten eignet sich die von Metcalf et al. [5] beschriebene Methode, mit der eine obstruktive Defäkationsstörung (Outlet Obstruktion) einfach von der Slow-Transit-Obstipation oder Darmträgheit abgegrenzt werden kann und zwar unabhängig davon, ob die obstruktive Defäkationsstörung auf funktioneller Stuhlretention oder auf einer Erkrankung beruht, welche die Funktion des Analsphinkters beeinträchtigt. Kurz zusammengefasst werden bei dieser Methode an drei aufeinanderfolgenden Tagen röntgendichte Pellets mit drei unterschiedlichen Formen (pro Tag jeweils eine Pellet-Form) oral verabreicht. Am 4. Tag wird dann eine normale Röntgenaufnahme des Abdomens gemacht. Anhand dieser Röntgenaufnahme wird danach ermittelt, an welcher Stelle des Verdauungstrakts sich die unterschiedlichen Pellet-Formen befinden. Bei einem gesunden Menschen sollten alle Pellets, die am ersten Tag verabreichten wurden, bereits wieder ausgeschieden worden sein. Mittels dieser Methode und einer modifizierten Analysetechnik lässt sich ermitteln, wie viel Zeit der Chymus bei gesunden Kindern für die Passage durch den gesamten Dickdarm benötigt. Die für den Kolontransit benötigte Zeit weist eine grosse Bandbreite auf, die bei älteren Kindern und Erwachsenen vergleichbar ist und zwischen 30,7 ± 17,5 Std. beträgt. Die Transitzeit im rechten Kolon, im linken Kolon und im Rektosigmoid wurde mit Hilfe der röntgendichten Marker und einer segmentalen Analyse auf 8,9 ± 6,4 Std., 8,7 ± 8,7 Std. und 13,0 ± 9,9 Std. geschätzt. Wie auf den Röntgenbildern in Abbildung 1 dargestellt, befinden sich bei einer obstruktiven Defäkationsstörung alle Pellets im Rektum, während bei einer Slow-Transit-Obstipation die Pellets im gesamten Dickdarm verteilt sind.

Die Darminhalte werden durch die propulsive Peristaltik bzw. die Darmmotilität durch den Dickdarm transportiert. Meist jedoch bewegt sich der Darm in ruhigen Segmentationen und leichten Pendelbewegungen, die zwischen den einzelnen Darmabschnitten nicht koordiniert sind [6]. Diese rhythmischen Segmentationen mischen den Inhalt des Dickdarms durch, bringen den Darminhalt mit der Schleimhautfläche in Berührung und erleichtern so die Resorption von Wasser und Stoffen, die als Nährstoffe für die Epithelzellen dienen, wie z.B. Acetat und Butyrat. Die rhythmischen Segmentationen transportieren den Darminhalt sowohl vorwärts als auch rückwärts und sorgen so dafür, dass die Darminhalte maximalen Kontakt mit der Schleimhautfläche haben.

Mehrmals täglich entsteht eine hochamplitudige propulsive peristaltische Welle (Massenbewegung), die über einen beträchtlichen Teil des Dickdarms fortgeleitet wird und den Darminhalt vor sich herschiebt. Diese Massenbewegungen mit hoher Amplitude wurden erstmals vor über 100 Jahren im Rahmen der von Cannon an Tieren und Menschen durchgeführten Röntgenstudien des Dickdarms beobachtet [7]. Sie können in diversen Dickdarmabschnitten vom Caecum bis zum distalen Dickdarm entstehen und sind für den Weitertransport des Chymus die wichtigste Komponente der Darmmotilität. Eine an 14 gesunden Freiwilligen durchgeführte Studie überwachte die Peristaltik im Colon transversum, im Colon descendens und Sigmoid. Die Massenbewegungen waren leicht an ihrer charakteristischen hohen Amplitude von <200 mm Hg, ihrer Dauer von >10 s, ihrer Fortleitung über eine Distanz von mindestens 30 cm und den fehlenden Überlappungen mit anderen Kontraktionen zu erkennen [6]. Massenbewegungen treten bei Erwachsenen in einem mit Abführmitteln gereinigten Darm 4–6 Mal täglich [8, 9] und in einem normalen, nicht vorbereiteten Dickdarm seltener (maximal zweimal täglich) auf [10]. Bei Kindern nimmt die Frequenz der Massenbewegungen mit steigendem Alter ab [11]. Nach dem Essen war sowohl ein Anstieg der Amplitude und der Frequenz der rhythmischen Segmentationen als auch gleichzeitig eine Zunahme der Massenbewegungen zu beobachten.

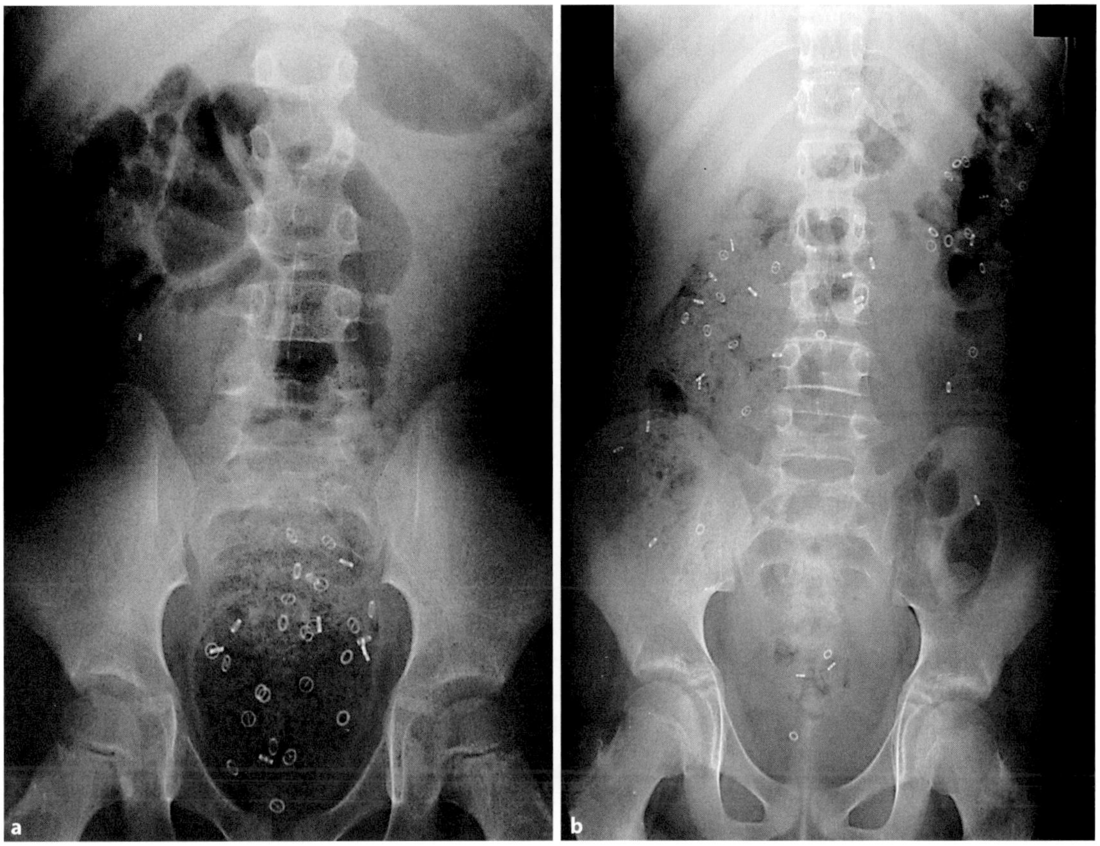

Abb. 1. Normale Röntgenaufnahme im Rahmen von Untersuchungen der Darmpassage röntgendichter Pellets. **a** Obstruktive Defäkationsstörung (Outlet-Obstruktion) mit Ansammlung der Pellets im Rektum. **b** Slow-Transit-Obstipation mit Pellets, die durch den gesamten Dickdarm verteilt sind.

Abgesehen von den jeweiligen Kontraktionen lassen sich im Dickdarm auch diverse Schwankungen des Muskeltonus nachweisen, die ebenfalls nach dem Essen zu- und während des Schlafes abnehmen [12]. Auch im Rektum scheint ein ausgeprägtes Kontraktionsmuster vorzuliegen, das früher als «Peristaltik des Rektums» bezeichnet wurde [13, 14] und ebenfalls nach dem Essen zunimmt.

Normale Defäkation

Es mag zwar überraschen, aber die bei der Defäkation auftretenden Darmbewegungen wurden bisher nicht umfangreich untersucht. Eine Studie, bei der Bisacodyl in das linksseitige Kolon eingeführt und so die Darmentleerung eingeleitet wurde, zeigte, dass peristaltische Wellen mit hoher Amplitude erzeugt und bei gleichzeitigem Anstieg des rektalen Drucks distal fortgeleitet wurden. Mit Einsetzen der Peristaltik oben im linken Kolon entspannte sich der interne Analsphinkter, bis die Druckwelle den Anus erreicht hatte und der Stuhl ausgeschieden worden war. Diese Ergebnisse deuten darauf hin, dass sich das zur Darmentleerung erforderliche Motilitätsmuster aus der Peristaltik des Dickdarms, rektalen Kontraktionen und frühzeitiger Relaxation des Analsphinkters zusammensetzt. Dieses koordinierte Motilitätsmuster ähnelt den Abläufen im Ösophagus, bei denen die durch das Schlucken erzeugte Peristaltik mit einer frühzeitigen Relaxation des unteren Ösophagus-Sphinkters einhergeht.

Bei der Defäkation wird, je nachdem an welcher Stelle des Kolons die Massenbewegung beginnt, eine variable Länge des Dickdarms entleert. Der Dickdarm kann bis zum distalen Colon transversum oder auch nur bis zum Rektum entleert werden. Wird die Stuhlentleerung unterdrückt, so tritt eine retrograde Bewegung des Darminhalts ein.

Steuerung der Kolonmotilität

Die Kolonmotilität wird durch die extrinsischen Nerven (kortikalen und spinalen Neuronen), die intrinsischen Nerven innerhalb des Kolons, die interstitiellen Cajal-Zellen, die eine Schrittmacher-Funktion haben, und die Eigenschaften der glatten Muskelzellen des Kolons gesteuert. Die extrinsische Innervation unterstützt oder hemmt die Dickdarmkontraktionen. Obwohl die Defäkation vom Cortex gesteuert wird, befindet sich ein weiteres wichtiges Regulationszentrum in der Pons [15]. Studien, die an Patienten mit Rückenmarkerkrankungen durchgeführt wurden, lassen darauf schliessen, dass sich der für die Steuerung der Defäkation verantwortliche Pathway im Seitenstrang des Rückenmarks und in unmittelbarer Nähe zu den für die Steuerung der Miktion verantwortlichen Pathways befindet [16]. Die intrinsischen Nerven des Plexus myentericus (Auerbach-Plexus) und Plexus submucosus (Meissner-Plexus) koordinieren die vom Darmlumen ausgehenden Reize und die daraus resultierende Motilität, und man kann davon ausgehen, dass sie die «Programme» enthalten, die letztendlich für die Kontraktionsmuster verantwortlich sind.

Entlang der Submukosaoberfläche der Ringmuskulatur, in den septalen Strukturen zwischen den Muskelbündeln der Ringmuskulatur befindet sich eine Schicht spezieller Zellen mit Schrittmacher-Funktion, die interstitiellen Cajal-Zellen, die mit den Nervenzellen des Plexus myentericus (Auerbach-Plexus) verbunden sind [17]. Diese Zellen sind für die Fortleitung der langsamen Wellen, den Aufbau der rhythmischen Segmentationen und die Frequenz der Massenbewegungen von entscheidender Bedeutung.

Störung der Kolonmotilität bei Obstipation

Studien der Transitzeit

Bei der Differentialdiagnose können, wie oben beschrieben, röntgendichte Marker zur Ermittlung der Gesamttransitzeit eingesetzt werden, um eine generalisierte Darmerkrankung von der obstruktiven Defäkationsstörung (Outlet-Obstruktion) abzugrenzen. Bei der funktionellen Obstipation lassen sich die Marker für gewöhnlich innerhalb von 36 Stunden im Rektum nachweisen. Bei einer Slow-Transit-Obstipation oder bei neuromuskulären Darmerkrankungen hingegen sind die Marker tagelang im gesamten Dickdarm verstreut und die Gesamttransitzeit beträgt über 84 Stunden. In diesem Fall können transmurale Biopsien oder eine manometrische Untersuchung des Dickdarms zur Differentialdiagnose eingesetzt werden, um festzustellen, ob es sich um eine Neuropathie oder eine Myopathie handelt.

Typische Motilitätsstörungen

Kolonmotilität

Frühe Studien der Kolonmotilität, die an Patienten mit Obstipation durchgeführt wurden, beschränkten sich häufig auf das distale Kolon und wurden nur über einen kurzen Zeitraum durchgeführt. Diese Studien zeigten, dass die rhythmischen Segmentationen bei Patienten mit Obstipation erhöht waren.

Die wichtigste Störung der Kolonmotilität bei Patienten mit schwerer funktioneller Obstipation ist jedoch die niedrigere Frequenz und Dauer der Massenbewegungen. Eine der Studien untersuchte die Massenbewegungen bei 14 unter chronischer Obstipation leidenden Frauen mit Hilfe eines koloskopisch platzierten Schlauchs zur manometrischen Messung [18]. Bei den Patientinnen wurden über einen Zeitraum von 24 Stunden durchschnittlich 2,6 und bei den Kontrollpersonen über den gleichen Zeitraum durchschnittlich 6,1 Massenbewegungen festgestellt. Bei vier Patientinnen, aber keiner der Kontrollpersonen, fehlten die Massenbewegungen völlig. Bei den unter chronischer Obstipation leidenden Frauen war auch die Dauer der Massenbewegungen kürzer und betrug statt durchschnittlich 14,1 s nur 8,2 s. Da die Fortleitungsgeschwindigkeit der Massenbewegungen in beiden Gruppen identisch war (1 cm/s), bedeutete dies, dass die Massenbewegungen im Dickdarm bei den unter Obstipation leidenden Frauen auch über eine kürzere Strecke fortgeleitet wurden.

Auch der gastrokolische Reflex ist bei Patienten mit schwerer Obstipation gestört. Der auf eine normale Mahlzeit folgende gastrokolische Reflex wurde an 15 Patienten mit Slow-Transit-Obstipation und 29 freiwilligen gesunden Kontrollpersonen untersucht [9]. Bei den Obstipationspatienten waren die Kontraktionen nach einer Mahlzeit von kürzerer Dauer und wurden im Colon transversum, Colon descendens und im Sigmoid mit weniger ausgeprägten Amplituden fortgeleitet als bei den gesunden Kontrollpersonen.

Obwohl bei Patienten mit schwerer funktioneller Obstipation die Frequenz der Massenbewegungen verringert ist, scheinen die Nervenstrukturen, die für die Peristaltik und die Kontraktionsfähigkeit des Kolons verantwortlich sind, intakt zu sein. In einer an Frauen mit schwerer Obstipation durchgeführten Peristaltikstudie wurden mit Hilfe von Bisacodyl häufige Massenbewegungen erzeugt [19]. Diese Massenbewegungen bewegten sich wie bei den gesunden Kontrollpersonen distal fort und führten so zu rektaler Kontraktion, analer Relaxation und wirksamer Stuhlentleerung [20].

Bei der funktionellen Obstipation ist die Kolonmotilität normal, d.h. nach dem Aufwachen bzw. nach dem Essen werden Massenbewegungen erzeugt und der Motilitätsindex nimmt nach dem Essen zu. Eine niedrigere Frequenz der Massenbewegungen wird bei Erwachsenen mit Darmträgheit [9] und bei Kindern mit Neuropathien des Dickdarms gemeldet [21]. Langzeituntersuchungen der Kolonmotilität in Kombination mit Aufzeichnungen der Dünndarmmotilität wurden bei Erwachsenen mit schwerer Obstipation zur Prognose der Erfolgschancen eines chirurgischen Eingriffs eingesetzt [22, 23]. Mit Hilfe der Dickdarmmanometrie lässt sich möglicherweise der Darmabschnitt identifizieren, in dem eine Störung der Kolonmotilität vorliegt. Bei Patienten mit Darmableitung bietet die Manometrie detaillierte Einblicke und hilft so bei der Entscheidung der Frage, ob eine Rückverlegung angebracht ist. Bei Kleinkindern mit Symptomen, die auf eine Pseudoobstruktion hinweisen, stellt die Anlage eines Ileostomas zur Dekompression des Dickdarms die Behandlung der Wahl dar. Sobald das Kind etwas grösser ist und sich die Symptome gebessert haben, kann eine Entscheidung bezüglich der Rückverlegung des Darms getroffen werden. Diese Entscheidung sollte auf den Ergebnissen der Motilitätsuntersuchungen, die am abgeleiteten Darm durchgeführt wurden und dem Wissen über die Aktivität der ursächlichen neuromuskulären Darmerkrankung beruhen [24, 25]. Bei Kindern, die sich aufgrund von Morbus Hirschsprung einer Operation unterziehen mussten und trotz guter Funktion des Analsphinkters auch weiterhin unter Stuhlschmieren leiden, hilft die Kolonmanometrie auch bei der Abklärung der Mechanismen, die der Stuhlinkontinenz zugrunde liegen. Wiederholte Massenbewegungen, die sich bis zum Neorektum knapp oberhalb des Analsphinkters fortleiten (anstatt oberhalb des Beckenbodens anzuhalten), überwinden möglicherweise den vom internen und externen Analsphinkter erzeugten Widerstand und führen so letztendlich zu einem unwillkürlichen Stuhlabgang.

Bei neuromuskulären Erkrankungen des Dickdarms ohne generalisiertes Megakolon gilt, dass Kinder, deren Kontraktionen nach dem Essen nicht zunehmen bzw. Kinder, die keine Massenbewegungen erzeugen, möglicherweise unter einer Neuropathie bzw. einer entzündlichen Erkrankung des Dickdarms leiden, die sich auch auf die neuromuskulären Strukturen auswirkt. Kinder, bei denen die Kontraktionen des Dickdarms völlig fehlen, leiden eher unter einer Myopathie, die in der Regel mit einem Megakolon assoziiert wird.

Anorektale Motilität

Die anorektale Manometrie wird oft zur Diagnose von Morbus Hirschsprung und zur Untersuchung der funktionellen Obstipation eingesetzt. Eine fehlende Internusrelaxation nach rektaler Distension gilt zwar als Hinweis auf die Diagnose Morbus Hirschsprung, aber eine Störung bzw. ein Fehlen der Internusrelaxation liegt auch bei einer beträchtlichen Untergruppe von Kindern mit Pseudo-Hirschsprung vor, was belegt, dass die anorektale Manometrie kein präzises Untersuchungsverfahren zur Diagnose von Morbus Hirschsprung darstellt und eine rektale Saugbiopsie bzw. transmurale Biopsie von grösster Wichtigkeit ist. Die Untersuchungen der funktionellen Obstipation führen zu widersprüchlichen Ergebnissen, wobei häufig unklar ist, ob die manometrisch nachgewiesenen Anomalien auf einer primären Erkrankung beruhen oder sekundäre Folge der chronischen Obstipation und willkürlichen Stuhlretention sind [26].

Die anale Ultraschalluntersuchung und die Defäkographie wurden bisher bei Kindern nur selten zur Bewertung von Störungen des unteren Gastrointestinaltrakts eingesetzt.

Die Ätiologie von Motilitätsstörungen

Die Störungen der Kolonmotilität und der anorektalen Motilität sind bei den verschiedenen Arten der Obstipation wahrscheinlich auch auf verschiedene Mechanismen zurückzuführen. Bei Patienten mit Megarektum oder Megakolon findet sich in der Regel eine Störung der Muskelkontraktion, die aber bei weniger als 10% der Kinder auf eine organische Erkrankung der neuromuskulären Strukturen des Dickdarms zurückzuführen ist.

Funktionelle Obstipation

Bei den meisten Kindern ist die Obstipation funktioneller Natur. Bei Säuglingen bleibt die Stuhlentleerung möglicherweise aus, weil sie zu wenig Flüssigkeit oder Milchnahrung aufnehmen. Da der Dickdarm Wasser resorbiert, wird der Stuhl hart und schwer auszuscheiden und die Stuhlentleerung folglich gehemmt. Bei gestillten Säuglingen bleibt die Stuhlentleerung manchmal mehrere Tage lang aus, weil die Menge der nicht resorbierbaren Nahrungsbestandteile stark abgenommen hat. In diesen Fällen ist es ausreichend, zusätzlich zur Nahrung Fruchtsäfte zu verabreichen bzw. die Flüssigkeitsaufnahme zu erhöhen, um den Stuhl weicher zu machen und somit die Frequenz der Stuhlentleerung zu steigern.

Erfolgt auf die Schwierigkeiten des Kindes bei der Stuhlentleerung eine Überreaktion der Eltern, so empfindet das Kind die mit jedem Versuch der Stuhlentleerung einhergehende Beunruhigung der Eltern als verstörend und reagiert möglicherweise auf den Stuhldrang mit dem Versuch, den Stuhl zurückzuhalten, indem es den Analsphinkter und die gluteale Muskulatur anspannt, um die Stuhlentleerung zu vermeiden. Das Rektum richtet sich auf die fäkale Masse ein und der Drang zur Stuhlentleerung legt sich. Dieses Verhalten wird mit der Zeit zu einem erlernten Reflex. Die mit einer schmerzhaften Dehnung des Analsphinkters einhergehende Entleerung grosskalibriger Stühle bestärkt das Kind in der Annahme, dass eine Defäkation tunlichst zu vermeiden ist. Die Dehnung der Rektumwand führt zu einer unangebrachten Entspannung des Analsphinkters und somit möglicherweise zu Stuhlschmieren, was wiederum die Eltern verärgert und das Kind noch mehr verängstigt. Neben diesem Mechanismus spielen auch eine Reihe anderer Faktoren eine Rolle. Wird das Toilettentraining zu früh (im Alter von <2,5 Jahren) begonnen und üben die Eltern übermässigen Druck aus, um eine optimale tägliche Defäkation zu erzielen, so kann dies zu einem Machtkampf zwischen Eltern und Kind führen, der das Kind zur Stuhlretention veranlasst. Ein weiterer Zeitraum, in dem aufgrund von Trennungsängsten und aufgrund des wenig einladenden Zustands der Schultoiletten ebenfalls Schwierigkeiten mit der Stuhlentleerung auftreten können, ist die Phase des Schuleintritts. Abgelenkt durch das Spiel mit Freunden oder durch das Fernsehen lassen sich Kinder dazu hinreissen, den Gang zur Toilette und die Stuhlentleerung immer wieder aufzuschieben, und dies kann zu Obstipation führen [2].

Erkrankungen der extrinsischen Nerven

Neurologische Erkrankungen des zentralen Nervensystems im Gehirn oder der spinalen Innervation sind möglicherweise die zweithäufigste Ursache von Defäkationsstörungen. Die Erhaltung der normalen Dickdarmfunktion scheint von den extrinsischen Nerven abhängig zu sein, wobei der distale Darm direkt aus den Spinalsegmenten S2–S4 innerviert wird [27]. Die neurologischen Erkrankungen werden sowohl bei Erwachsenen als auch bei Kindern unterschätzt. Eine Überprüfung von über 31 Millionen Entlassungsdiagnosen bei älteren Erwachsenen ergab, dass die meisten Erkrankungen, die mit Obstipation verbunden waren, in die Gruppe der neurologischen und psychiatrischen Erkrankungen fielen [28]. Über Kinder liegen zwar keine vergleichbaren Daten vor, aber Kinderärzte werden häufig mit diesen Problemen konfrontiert. Kinder mit neurologischen oder psychiatrischen Erkrankungen stellen eine äusserst heterogene Population dar, in der bei den diversen Gruppen unterschiedliche Mechanismen für die Obstipation von Bedeutung sind. Bei sondenernährten Kindern z.B. werden die harten Stühle durch das Fehlen von Ballaststoffen in der Nahrung verursacht. Das Fehlen eines normalen Muskeltonus und eines normalen Zusammenspiels der Skelettmuskulatur schwächt die zur Defäkation erforderliche Muskelarbeit. Arzneimittel, die Kindern mit neurologischen Erkrankungen häufig verabreicht werden, wie z.B. Opiate, Antikrampfmittel und Medikamente mit anticholinergisch wirkenden Substanzen, verursachen weitere Störungen der Kolonmotilität. Eine an Kindern mit Zerebralparese durchgeführte Studie ergab, dass die Darmpassage durch das linke Kolon bei den unter Obstipation leidenden Kindern verzögert war [29]. Die Abstimmung der Dickdarm- und Rektummotilität erfolgt durch die extrinsischen Nerven, die sowohl aus parasympathischen als auch aus sympathischen Nervenfasern bestehen. Während die cholinergische Innervation des proximalen Kolons durch den Nervus vagus erfolgt, sind im distalen Dickdarm hierfür die sakralen Nervenwurzeln S2–S4 der Beckennerven zuständig [27]. Die splanchnischen Nerven, deren Nervenkörper im oberen mesenterischen Ganglion sitzen, sorgen für eine adrenergische Innervation des proximalen Kolons, während die Lumbalnerven, deren Nervenkörper in den unteren mesenterischen Ganglien sitzen, für die Innervation des distalen Dickdarms verantwortlich sind. Schäden an den extrinsischen Nerven und damit der Verlust des inhibitorischen Inputs führen zur Störung der Kolonmotilität und der anorektalen Motilität. Bei Kindern mit Verletzungen des Rückenmarks oder Dysraphismus tritt ein Verlust des gastrokolischen Reflexes ein. Die Internusrelaxation bleibt zwar für gewöhnlich erhalten, aber der externe Sphinkter ist häufig gelähmt und der Stuhldrang geht möglicherweise verloren. Folglich können Kinder mit Neuralrohrdefekt sowohl unter Obstipation als auch unter Stuhlinkontinenz leiden [30].

Erkrankung der neuromuskulären Strukturen des Darms

Weniger als 10% der Kinder mit Obstipation leiden unter einer angeborenen oder erworbenen Erkrankung, die sich auf die neuromuskulären Strukturen des Darms auswirkt [1]. Die am häufigsten vorkommende angeborene Erkrankung ist Morbus Hirschsprung mit einer Inzidenz von einem Fall pro 4500 Lebendgeburten, gefolgt von anorektalen Missbildungen mit einer Inzidenz von einem Fall pro 7000 Lebendgeburten und anderen neuromuskulären Störungen des Darms mit einem Fall pro 40000 Lebendgeburten. Eine Übersicht über die vielen verschiedenen neuromuskulären Erkrankungen würde den Rahmen dieses Artikels sprengen und interessierte Leser werden daher auf eine unlängst erschienene Übersichtsarbeit verwiesen [31].

Erworbene Erkrankungen sind fast immer entzündlichen Ursprungs und äussern sich entweder durch eine schwere und behandlungsresistente Obstipation oder durch wiederholt auftretende Episoden der Pseudo-Obstruktion [32, 33]. Häufig liegen den Erkrankungen autoimmune Mechanismen zugrunde, die auf eine Behandlung mit Immunsuppressiva ansprechen [32, 34]. Bei anderen Krankheiten, insbesondere atopischen Erkrankungen, tritt die Obstipation möglicherweise sekundär infolge einer Nahrungsmittelallergie auf [35].

Ferner wurde festgestellt, dass eine Veränderung der neuromuskulären Einflüsse, die entweder durch entzündliche Erkrankungen oder durch die Einflüsse der zirkulierenden Hormone verursacht wird, sich möglicherweise unmittelbar auf die Funktion des Dickdarms auswirkt. Bei jungen Frauen mit schwerer funktioneller Obstipation wurde eine Untersuchung der Steroidhormone durchgeführt [36]. Die Hormone wurden bei 23 gesunden Frauen und 26 Patientinnen mit funktioneller Obstipation in der follikulären und der lutealen Phase untersucht. Bei den Patientinnen mit Obstipation war die Konzentration der meisten Steroidhormone in beiden Zyklusphasen gleichmässig reduziert. Die in der Hirnanhangsdrüse produzierten Hormone und das sexualhormonbindende Globulin dagegen waren normal. Zwar wurden keine vergleichbaren Studien an Mädchen im Jugendalter durchgeführt, aber es gibt keinen Grund für die Annahme, dass in dieser Gruppe andere Ergebnisse erzielt würden.

Die zirkulierenden gastrointestinalen Hormone wurden ebenfalls untersucht und zwar bei Patienten mit schwerer funktioneller Slow-Transit-Obstipation [37]. Die durch eine normale Mahlzeit ausgelöste Hormonantwort wurde in einer Gruppe bestehend aus 12 Frauen mit Obstipation und 12 gesunden Kontrollpersonen untersucht. Bei den unter Obstipation leidenden Frauen war die Konzentration des Hormons Somatostatin erhöht. Ob es sich hierbei um eine primäre oder um eine sekundäre Störung handelt, wurde bisher noch nicht geklärt.

Literatur

1 Milla PJ: Endothelins, pseudo-obstruction and Hirschsprung's disease. Gut 1999;44: 148–149.
2 Hyman PE, Fleisher D: Functional fecal retention. Pract Gastroenterol 1992;16;29–37.
3 Tucker DM, Sanstead HH, Logan GM, et al: Dietary fibre and personality factors as determinants of stool output. Gastroenterology 1981;81:879–883.
4 Davies GJ, Crowder M, Reid B, Dickerson JWT: Bowel function measurements of individuals with different eating patterns. Gut 1986;27:164–169.
5 Metcalf AM, Phillips SF, Zinmeister AR, et al: Simplified assessment of segmental colonic transit. Gastroenterology 1987;92:40–47.
6 Narducci F, Bassotti G, Gaburri M, Morelli A: Twenty four hour manometric recording of colonic motor activity in healthy man. Gut 1987;28:969–973.
7 Cannon WB: The movements of the intestines studied by means of roentgen rays. Am J Physiol 1901;6:251–277.
8 Bassotti G, Imbimbo BP, BettiC, et al: Impaired colonic response to eating in patients with slow transit constipation. Am J GastroenteroI 1992;87:504–508.
9 Bassotti G, Gaburri M: Manometric investigation of high amplitude propagated contractile activity of the human colon. Am J PhysioI 1988;255;G660–G664.
10 Crowell MD, Bassotti G, Cheskin LJ, et al: Method for prolonged ambulatory monitoring of high-amplitude propagated contractions from colon. Am J Physiol 1991;261: G263–G268.
11 Di Lorenzo CA, Flores F, Hyman PE: Age-related changes in colon motility. J Pediatr 1995;127:593–596.
12 Steadman CJ, Phillips SF, Camilleri M, et al: Variations of muscle tone in the human colon. Gastroenterology 1991;101:373–381.
13 Kumar D, Williams NS, Waldron D, Wingate DL: Prolonged manometric recording of anorectal motor activity in ambulant human subjects: evidence of periodic activity. Gut 1989;30:1007–1011.
14 Orkin BA, Hanson RB, Kelly KA: The rectal motor complex. J Gastrointest Motil 1989;1: 5–8.
15 Weber J, Denis PL, Mihout B: Effect of brain stem lesion on colonic and anorectal motility. Dig Dis Sci 1985;30:419–425.
16 Nathan PW, Smith MC: Spinal pathways subserving defaecation and sensation from the lower bowel. J Neurol Neurosurg Psychiatry 1953;16:245–256.
17 Sanders KM, Stevens R, Burke E, Ward SM: Slow waves actively propagate at submucosal surface of circular layer in canine colon. Am J Physiol 1990;259:G258–G263.
18 Bassotti G, Gaburri M, Imbimbo BP, et al: Colonic mass movements in idiopathic chronic constipation. Gut 1988;29:1173–1179.
19 Kamm MA, van der Sijp JRM, Lennard-Jones JE: Observations on the characteristics of stimulated defaecation in severe idiopathic constipation. Int J Colorect Dis 1992;7: 197–201.
20 Kamm MA, van der Sijp J, Lennard-Jones JE: Colorectal and anal motility during defaecation. Lancet 1992;339:820.
21 Di Lorenzo C, Flores FA, Reddy SN, et al: Colon motility in symptomatic children after surgery for Hirschsprung's disease: abnormalities in 'healthy' colon. Gastroenterology 1991;100:A437.
22 Bassotti G, Betti C, Felli MA, et al: Extensive investigation of colonic motility with pharmacological testing is useful for selecting surgical options in patients with inertia colica. Am J Gastroenterol 1992;87:143–147.

23 Redmond JM, Smith GW, Barofsky I, et al: Physiological tests to predict long-term outcome of total abdominal colectomy for intractable constipation. Am J Gastroenterol 1995;90:748–753.
24 Heneyke S, Smith VV, Spitz L, Milla PJ: Chronic intestinal pseudo-obstruction: treatment and long term follow up of 44 patients. Arch Dis Child 1999;81:21–27.
25 Ordein JJ, Di Lorenzo C, Flores AE, et al: Diversion colitis in children with severe gastrointestinal motility disorders. Am J Gastroenterol 1992;87:88–90.
26 Meunier P, Marechal JM, de Beaugeu MJ: Rectoanal pressures and rectal sensitivity studies in chronic childhood constipation. Gastroenterology 1979;77:330–336.
27 Varma JS, Binnie N, Smith AN, et al: Differential effects of sacral anterior root stimulation on anal sphincter and colorectal motility in spinally injured man. Br J Surg 1986; 73:478–482.
28 Johanson JF, Sonnenberg A, Koch TR, et al: Association of constipation with neurologic diseases. Dig Dis Sci 1992;37:179–186.
29 Staiano AM, Del Giudice E: Colonic transit and anorectal manometry in children with severe brain damage. Pediatrics 1994;94: 169–173.
30 Wald A: Use of biofeedback in fecal incontinence in patients with meningomyelocele. Pediatrics 1981;68:45–49.
31 Smith VV, Milla PJ: Developmental disorders; in Spiller R, Grundy SD (eds): Pathophysiology of the Enteric Nervous System: A Basis for Understanding Functional Diseases. Oxford, Blackwell, 2004, pp 47–60.
32 Smith VV, Gregson N, Foggensteiner L, et al: Acquired intestinal aganglionosis and circulating autoantibodies without neoplasia or other neural involvement. Gastroenterology 1997;112:1366–1371.
33 Schappi MG, Smith VV, Milla PJ, Lindley KJ: Eosinophilic myenteric ganglionitis is associated with functional intestinal obstruction. Gut 2003;52:752–755.
34 Ruuska TH, Karikoski R, Smith VV, Milla PJ: Acquired myopathic intestinal pseudo-obstruction may be due to autoimmune enteric leiomyositis. Gastroenterology 2002; 122:1133–1139.
35 Shah N, Lindley K, Milla P: Cow's milk and chronic constipation in children. N Engl J Med 1999;18:340:891–892.
36 Kamm MA, Farthing MJG, Lennard-Jones JE, et al: Steroid hormone abnormalities in women with severe idiopathic constipation. Gut 1991;32:80–84.
37 van der Sijp JRM, Kamm MA, Nightingale JM, et al: Abnormal circulating somatostatin and pancreatic glucagon levels in patients with severe idiopathic constipation. Gastroenterology 1993;104:A593.

Annales Nestlé

Ann Nestlé [Ger] 2007;65:63–72
DOI: 10.1159/000148347

Diagnose der Obstipation bei Kindern

Frédérique Sauvat

Department of Pediatric Surgery, UFR Necker-Enfants Malades, University René Descartes Paris V, Paris, France

Schlüsselwörter
Obstipation · Morbus Hirschsprung · Pädiatrie

Zusammenfassung
Die Obstipation ist ein häufiger Grund für den Besuch beim Kinderarzt. Tritt die Obstipation als Symptom auf, so können ihr, je nach Häufigkeit, Art und Schweregrad, diverse Ätiologien zugrunde liegen. Die Obstipation kann sowohl auf einer medizinischen Ursache beruhen, chirurgisch bedingt oder auch funktioneller Natur sein. Zu den Ätiologien, die einen chirurgischen Eingriff erfordern, zählt in erster Linie der Morbus Hirschsprung. Diese angeborene Erkrankung tritt zwar 50 Mal seltener auf als die idiopathische oder funktionelle Obstipation, ist aber die wichtigste Differentialdiagnose. Die Diagnose erfolgt am besten mittels gründlicher Anamneseerhebung und sorgfältiger klinischer Untersuchung, zu der u.a. auch eine anale Untersuchung zählt. Weitere Untersuchungen sind in den meisten Fällen nicht erforderlich und sämtliche Ermittlungen sollten gemäss klinischer Überlegungen gehandhabt werden.

Drei Prozent aller Besuche beim Kinderarzt und über 25% aller Besuche beim Gastroenterologen erfolgen aufgrund von Obstipation [1, 2]. Die erste Schwierigkeit beim Thema Obstipation besteht in der Definition, welche Stuhlfrequenz bei einem Kind normal ist. Tatsächlich variiert die Stuhlfrequenz je nach Alter und Art der Nahrung. Von Obstipation spricht man bei einer Stuhlfrequenz von weniger als drei Stühlen pro Woche. Die Obstipation kann von anderen Symptomen (Bauchschmerzen) begleitet werden, die sich mehr oder weniger störend auf den Patienten und dessen soziales Leben und den Schulbesuch auswirken [3]. Tritt die Obstipation als Symptom auf, so können ihr je nach Häufigkeit, Art und Schweregrad diverse Ätiologien zugrunde liegen [4]. Diese Ätiologien lassen sich in medizinische und chirurgische Ursachen aufteilen, wobei die Obstipation jedoch in den meisten Fällen idiopathischer bzw. funktioneller Natur ist [5].

Funktionelle Obstipation

Die bei weitem häufigste Form der Obstipation ist die funktionelle Obstipation [6]. Mit zunehmendem Alter kommt es im Darm und Dickdarm von Kindern zu normalen physiologischen Veränderungen und die Stuhlfrequenz sinkt von durchschnittlich 2,2 Stühlen pro Tag bei Säuglingen im Alter von unter einem Jahr auf durchschnittlich 1,4 Stühle bei Einjährigen [7]. In den ersten Lebensmonaten spricht man bei weniger als einem Stuhlgang pro Tag und bei älteren Kindern bei weniger als drei Stühlen pro Woche von Obstipation. Der Altersgipfel der Obstipation liegt in dem Alter, in dem bei Kindern das Toilettentraining durchgeführt wird (2–4 Jahre), wobei

KARGER

Fax +41 61 306 12 34
E-Mail karger@karger.ch
www.karger.com

0250–9652/07/0652–0063$23.50/0

Online-Zugriff auf:
www.karger.com/and

Dr. F. Sauvat
Pediatric Surgery, Hôpital Necker-Enfants Malades
149, rue de Sèvres
FR–75015 Paris (France)
Tel. +33 1 44 49 41 54, Fax +33 1 44 49 42 00, E-Mail frederique.sauvat@nck.aphp.fr

die Prävalenz bei Jungen höher ist als bei Mädchen. Die Diagnose der funktionellen Obstipation erfolgt nach den Rom-Kriterien, wobei das Alter des Patienten zu berücksichtigen ist [2, 8].

Die Diagnose gilt als bestätigt, wenn mindestens zwei der folgenden Symptome länger als einen Monat andauern: (1) eine Stuhlfrequenz von höchstens zwei Stühlen pro Woche; (2) Stuhlinkontinenz mindestens einmal pro Woche; (3) Stuhlretention in der Anamnese; (4) Bauchschmerzen; (5) Fäkalom (Stuhlstein) im Rektum, und (6) Vorliegen grosser, harter Stuhlmassen, welche die Toilette verstopfen können.

Bei ungefähr 40% der Kinder mit funktioneller Obstipation entwickeln sich die Symptome im ersten Lebensjahr. Ferner nimmt man an, dass die Prognose bei Kindern unter vier Jahren besser ist, wenn die Behandlung bereits im Alter von unter zwei Jahren begonnen wurde. Bei 84% der Patienten kommt es ausserdem zu Enkopresis [9]. In typischen Fällen bedarf es keiner weiteren Untersuchung. Sollte sich die körperliche Untersuchung als schwierig erweisen (z.B. bei Adipositas), so reicht eine normale Röntgenuntersuchung des Abdomens zur Bewertung der Stuhlretention [10]. Erkrankungen der Wirbelsäule bzw. des Rückenmarks müssen durch eine entsprechende Untersuchung ausgeschlossen werden (siehe unten). Ebenso muss mit dem Finger eine digitale Untersuchung des Anus und des Rektums durchgeführt werden, um eine eventuelle minimale anorektale Fehlbildung auszuschliessen, den Muskeltonus des Analsphinkters zu untersuchen und das Vorliegen eines Fäkaloms zu überprüfen [11]. Die Behandlung besteht in einer möglichst vollständigen Entleerung des Dickdarms, einer Änderung der Stuhlkonsistenz (d.h. weicheren Stühlen) und einer Änderung der Ernährung und Lebensgewohnheiten. Ernährungsfehler (Dehydratation, ballaststoffarme Ernährung etc.) können ebenso wie lokale Ursachen zu einer persistierenden Obstipation mit schwieriger oder schmerzhafter Stuhlentleerung führen.

Medizinische Ursachen der Obstipation

In selteneren Fällen beruht die Obstipation im Kindesalter auf einer endokrinen Störung oder einer metabolischen oder toxischen Ursache.

Die wichtigste endokrine Ursache der Obstipation ist die Hypothyreose. Dank der gezielten Vorsorgeuntersuchung von Neugeborenen (Guthrie-Test) wird diese Erkrankung inzwischen jedoch frühzeitig diagnostiziert, so dass die typischen neurologischen Folgen einer späteren Diagnose gemindert werden. Auch Diabetes [12] und Hypoparathyreoidismus wurden als Ursachen der Obstipation beschrieben, wobei Störungen der Darmpassage jedoch selten als erstes Anzeichen auftreten.

Ein Elektrolytungleichgewicht kann, wie z.B. bei Hypo- und Hyperkalzämie, die Darmperistaltik herabsetzen [13, 14].

Auch die Möglichkeit einer Vergiftung muss bei der Anamneseerhebung stets in Betracht gezogen werden, wobei auch die eventuell von der stillenden Mutter eingenommenen Medikamente zu berücksichtigen sind. Zu den wichtigsten Arzneistoffen, die eine Obstipation im Säuglingsalter hervorrufen können, zählen u.a. Anticholinergika, krampflösende Mittel (Antispasmodika) und bestimmte Harze (Cholestyramin). Der mögliche Zusatz eines Andickungsmittels zur Säuglingsnahrung (Gumilk®) muss ebenfalls in Betracht gezogen werden, da dies Obstipation oder aufgrund der Ansammlung von kompakten Stühlen, insbesondere im Zökum, sogar ein richtiges Obstruktionssyndrom verursachen kann.

Obstipation kann, wie bereits erwähnt, auch durch falsche Ernährung hervorgerufen werden. Zu den wichtigsten Ätiologien zählen: (1) Mangelernährung, Anorexie; (2) Dehydratation [15]; (3) zu viel Kuhmilch [16] und (4) insbesondere bei älteren Kindern Ballaststoffmangel.

Auch die Zöliakie [17] (Glutenunverträglichkeit) kann mit Episoden der Obstipation einhergehen.

Bei der Mukoviszidose (zystischen Fibrose) kann Obstipation in der Neugeborenenphase (Mekonium-Ileus) oder später im Säuglingsalter aufgrund einer exokrinen Bauchspeicheldrüseninsuffizienz auftreten. Ein pränatal festgestelltes Obstruktionssyndrom mit Hyperechogenität des Darmes legt den Verdacht auf Mukoviszidose nahe (wobei die endgültige Diagnose mittels Amniozentese erfolgt). Bei einem Mekonium-Ileus nach der Geburt handelt es sich um eine mit verzögertem Mekoniumabgang und abdomineller Distension einhergehende Blockade des Ileums. Auf dem Röntgenbild stellt sich der Mekonium-Ileus typischerweise als Schatten im rechten Unterbauch dar. Bei rektaler Applikation des Kontrastmittels Gastrografin zeigt sich ein atones, nicht funktionierendes Kolon und typische kleine Mekoniumpfropfe im Zökum und Ileum. Bei einer Intervention, die es unter allen Umständen zu vermeiden gilt, sieht man mit blossem Auge das charakteristische zähe Mekonium. Was die Hypothyreose anbetrifft, so ist die Vorsorgeuntersuchung in Frankreich bei Neugeborenen inzwischen Pflicht.

Chirurgische Ursachen der Obstipation

Die wichtigste organische Ursache der Obstipation ist Morbus Hirschsprung (HD), wobei nicht vergessen werden darf, dass Morbus Hirschsprung 50 Mal seltener vorkommt als die funktionelle Obstipation.

Morbus Hirschsprung

Morbus Hirschsprung, auch als kongenitales Megakolon bezeichnet, ist eine angeborene Fehlbildung, die auf einem aganglionären Darmsegment variabler Länge beruht. Unabhängig von der Länge des betroffenen Darmsegments beginnt die intrinsische Innervation des Darms immer oberhalb des Analbereichs und erstreckt sich mehr oder weniger bis zum Dickdarm oder sogar Dünndarm. In 75–80% der Fälle betrifft Morbus Hirschsprung das Rektum und Sigmoid [18]. In 10% der Fälle ist der gesamte Dickdarm betroffen (totale Kolonaganglionose) und bei weniger als 1% der Patienten liegt eine totale intestinale Aganglionose (die auch das Jejenum mit einschliesst) vor. Die Anomalie beruht auf dem Fehlen der Ganglienzellen im Meissner- und Auerbach-Plexus und wird mit einer Hypertrophie der Nervenfasern assoziiert. Diese Aganglionose ist für die Hypertonizität des kranken Darms verantwortlich.

Die Epidemiologie von Morbus Hirschsprung

Morbus Hirschsprung tritt in der Allgemeinbevölkerung mit einer Häufigkeit von einer von 5 000 Geburten auf [19], wobei die kurze (auf das Rektosigmoid beschränkte) Form der Erkrankung viermal häufiger bei männlichen Säuglingen auftritt. Das Risiko, dass die Erkrankung an Verwandte ersten Grades vererbt wird, ist niedrig (4%), steigt jedoch signifikant, wenn der Indexfall weiblich ist oder unter einer «langstreckigen Form» der Erkrankung leidet, d.h. einer Form, bei der ein langes Darmsegment betroffen ist. Die meisten Fälle sind sporadisch. Nur 6 bis 15% der Fälle sind vererbt, wobei die Vererbung autosomal-dominant mit unvollständiger Penetranz erfolgt [20–22].

Klinische Präsentation

Die Symptome variieren je nach Alter und Ausmass der Erkrankung. Eine funktionelle Obstruktion liegt in allen Fällen vor.

Diagnose von Morbus Hirschsprung bei Neugeborenen ohne Komplikationen [23, 24]

Die Möglichkeit des Morbus Hirschsprung wird generell bei allen Neugeborenen mit funktioneller Obstruktion vermutet, insbesondere wenn das Neugeborene termingerecht geboren wurde und die pränatale Ultraschalluntersuchung normal war.

Zu den normalen klinischen Symptomen zählen: (1) verzögerter Mekoniumabgang nach 24–48 Stunden; (2) ein in den ersten zwei Lebenstagen zunehmend aufgetriebenes Abdomen und (3) Erbrechen von Nahrung, wohingegen das Erbrechen von Galle häufig erst nach einer gewissen Verzögerung auftritt.

Bester klinischer Hinweis für die Diagnose des Morbus Hirschsprung ist der explosionsartige Abgang von Gas und Mekonium nach der digitalen Untersuchung des Anus und des Rektums bzw. nach Platzierung eines Darmrohrs. Bei der auf das Rektosigmoid begrenzten Form wird das Darmrohr oberhalb des aganglionären Darmsegments platziert und ermöglicht so die Ausscheidung der zurückgehaltenen Faeces und einen schnellen Rückgang der abdominellen Distension [25]. Vor Platzierung des Rohrs ist ein Pneumoperitoneum mittels Röntgenuntersuchung auszuschliessen. Das Rohr muss äusserst vorsichtig platziert werden, um, insbesondere bei Verdacht auf Enterokolitis, eine Perforation des Darms zu vermeiden. Die «langstreckige Form» des Morbus Hirschsprung kann auch dann nicht ausgeschlossen werden, wenn der explosionsartige Abgang von Gas und Mekonium fehlt. In den meisten Fällen wird die Krankheit in den ersten drei Lebensmonaten diagnostiziert [26].

Die Diagnose von Morbus Hirschsprung bei Säuglingen

Bei Neugeborenen mit Obstipation muss stets die Diagnose Morbus Hirschsprung in Betracht gezogen werden, insbesondere wenn die Motilitätsstörung nach dem Abstillen oder nach Einführen von Beikost auftritt oder zunimmt, d.h. also in einer Zeit, in der die Stühle fester werden. Die Stuhlfrequenz ist variabel, wobei die Stuhlentleerung manchmal mehrere Tage lang ausbleiben kann. Das Abdomen ist chronisch aufgetrieben, wobei sich der Zustand nach Stimulation (Laxantien etc.) bessert. Die rektale Untersuchung dient zum Ausschluss anorektaler Fehlbildungen (lokale Analstenose) und hilft, eine Stuhlimpaktion im oberen Darmbereich zu entdecken. Das Wachstum ist in der Regel schlecht.

Diagnose zu einem späteren Zeitpunkt

Die kurze Form der HD kann in fast allen Fällen diagnostiziert werden. Die Kinder weisen eine lange Anamnese mit hartnäckiger Obstipation auf, die mit rezidivierenden Episoden eines Beinahe-Verschlusses bzw. mit Distension der gesamten Abdominalwand einhergeht.

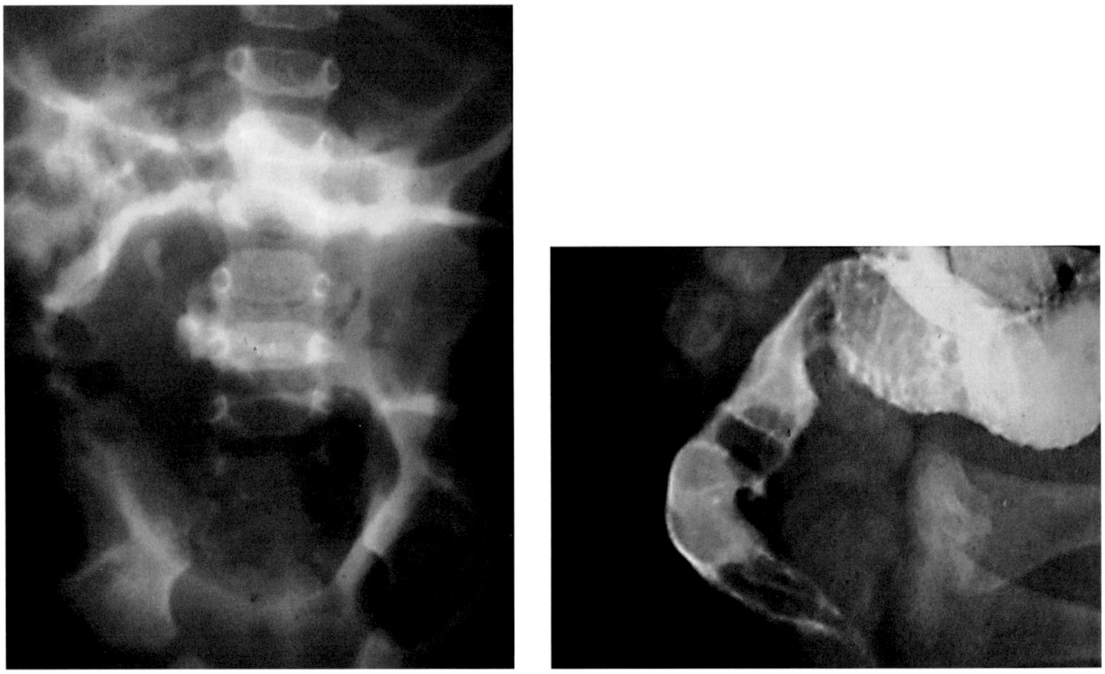

Abb. 1. Typisches Röntgenbild bei Morbus Hirschsprung im Rektumsigmoid mit Barium-Kontrastmittel.

Die Obstipation ist ab Geburt bekannt und eine Stuhlentleerung findet nur alle paar Tage nach Stimulation statt. Ausgetrocknete Stühle sind dabei häufig mit flüssigen oder, aufgrund der chronischen Retention, übelriechenden Stühlen vermischt. Ein wichtiger klinischer Aspekt ist, dass die Kontinenz bei Hirschsprung-Patienten immer normal ist. Enkopresis wird nicht mit Morbus Hirschsprung in Verbindung gebracht. In einigen Fällen wirkt sich der Morbus Hirschsprung signifikant auf das Wachstum und die langfristige psychische Entwicklung aus [27].

Die «langstreckige Form» des Morbus Hirschsprung [28, 29]

Die Diagnose der langstreckigen Form des Morbus Hirschsprung ist oft schwierig und erfolgt häufig erst mit einer gewissen Verzögerung [30]. Das klinische Bild der Erkrankung variiert und kann folgende Formen annehmen: (1) ein (manchmal unvollständiger) Darmverschluss beim Neugeborenen mit oder ohne spontanen Mekoniumabgang, wobei klinische Untersuchungen, wie z.B. eine Röntgenuntersuchung, zur Diagnose eines Mekonium-Ileus beitragen können; (2) eine Enterokolitis bei Neugeborenen [31, 32] könnte, bei Ausschluss einer Frühgeburt oder schweren Herzerkrankung, ebenfalls mit der langstreckigen Form des Morbus Hirschsprung zusammenhängen; (3) eine akute Form der Erkrankung mit Durchbruch der Appendix oder Zökums [33], und (4) eine, insbesondere aufgrund einer Unverträglichkeit, schwere Obstipation bei Neugeborenen mit stärkeren Auswirkungen auf das Wachstum.

Morbus Hirschsprung mit Komplikationen

Die zwei Hauptkomplikationen bei Morbus Hirschsprung sind Darmperforation und Enterokolitis. Diese Komplikationen können entweder zur Diagnose Morbus Hirschsprung führen oder im Verlauf dieser Erkrankung auftreten und lebensbedrohlich sein.

Die Enterokolitis [34] kann als Septikämie intestinalen Ursprungs betrachtet werden, die entsteht, wenn sich die Mikroben im Darmlumen aufgrund der Stasis in Verbindung mit einer durch die abdominelle Distension hervorgerufenen Ulzeration der Darmwand und Ischämie vermehren. Klinisch zeigt sich eine ausgeprägte schmerzhafte Distension des Abdomens und eine schwere Sepsis. Die Stühle sind flüssig und faulriechend oder blutig. Das Röntgenbild zeigt eine allgemeine Dilatation, wobei eine Pneumatose jedoch selten ist. Bei Morbus Hirschsprung-Patienten erfolgt die Behandlung der Enterokolitis mittels Breitbandantibiotikum (gegen die grammnegativen und anaeroben Keime) und operativer Umleitung (in eine normal innervierte Zone).

In einer normal innervierten Zone kann es zur Darmperforation kommen [35]. Bei Pneumoperitoneum muss eine Notoperation durchgeführt werden. Die eindeutige Diagnose der Hirschsprung-Krankheit ist möglicherweise schwierig, da ein Kalibersprung fehlt. In einem solchen Fall sollte an die Diagnose Morbus Hirschsprung gedacht, oberhalb der Darmperforation ein Stoma angelegt und eine Rektumbiopsie durchgeführt werden [36].

Die Diagnose von Morbus Hirschsprung

Die Diagnose von Morbus Hirschsprung beruht auf Kolon-Kontrastmitteleinlauf, hauptsächlich jedoch auf einer Rektumbiopsie, da das Fehlen der Ganglienzellen nur so eindeutig diagnostiziert werden kann.

Radiologische Untersuchung mit Kontrastmitteleinlauf [37, 38]

Ziel der radiologischen Untersuchung mit Kolon-Kontrastmitteleinlauf ist die Darstellung des Kalibersprungs zwischen dem verengten aganglionären Darmsegment und dem erweiterten gesunden Darmabschnitt. Die Untersuchung ermöglicht ferner die Längenbestimmung des aganglionären Segments. Bei Neugeborenen ist diese Untersuchung jedoch häufig schwierig zu interpretieren.

Die radiologische Untersuchung mit Kolon-Kontrastmitteleinlauf muss unter guten Bedingungen durchgeführt werden, wobei weder ein Pneumoperitoneum noch eine Enterokolitis vorliegen dürfen. Der Verlauf des Kontrastmittels (vorzugsweise Barium) wird mit einem Endoskop in Frontal- und Seitenansicht überwacht, wobei das Hauptaugenmerk auf dem Kalibersprung liegt. Standardröntgenaufnahmen (nach ca. 1 Stunde) liefern häufig die besten Ergebnisse.

Bei der auf das Rektosigmoid beschränkten Form folgt auf das Rektum, das auf dem Röntgenbild normal erscheint, eine Übergangszone, die sich bis zum Durchmesser des gesunden Dickdarmabschnitts weitet. Dieser Kalibersprung ist typisch für den Morbus Hirschsprung (Abb. 1).

Die totale Kolonaganglionose kann sich in der radiologischen Untersuchung mit Kolon-Kontrastmitteleinlauf unterschiedlich darstellen [39]: (1) als kurzes Kolon in Form eines Fragezeichens, bei dem die rechten und linken Kolon-Flexuren verschwinden (Abb. 2); (2) als Mikrokolon, das mit einer mehr oder weniger ausgeprägten Erweiterung des Ileums einhergeht – die Differenzialdiagnosen bei dieser Form sind Mekonium-Ileus oder Megazystis-Mikrokolonsyndrom, und (3) als normal aussehender Darm (30%).

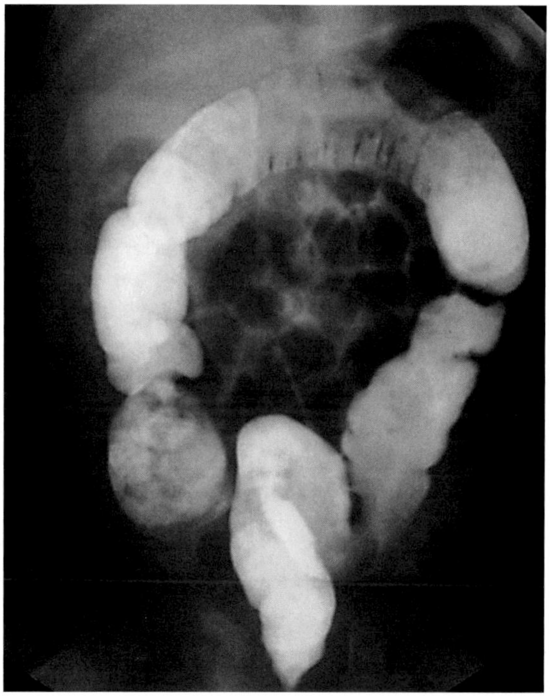

Abb. 2. Röntgenbild mit Kolon-Kontrastmitteleinlauf bei totaler Kolonaganglionose.

Anorektale Manometrie [40, 41]

Hauptsymptom für die Diagnose Morbus Hirschsprung ist das Fehlen der Relaxation des Sphinkters internus bei der Manometrie. Da jedoch auch falsch positive Befunde möglich sind, muss stets eine Rektumbiopsie durchgeführt werden. Man geht in der Regel davon aus, dass eine Manometrie bei Neugeborenen (jünger als drei Monate) nicht besonders sinnvoll ist.

Rektumbiopsie

Die histologische Untersuchung ermöglicht eine eindeutige Diagnose und ist daher entscheidend. Die Rektumbiopsie muss mindestens 3 cm oberhalb des Analrands durchgeführt werden, um ein falsch positives Ergebnis zu vermeiden (wird die Biopsie zu tief angesetzt, könnte sie in ein schon an sich hypoganglionäres Darmsegment fallen). Für die Biopsie stehen zwei Verfahren zur Verfügung:

(1) Die rektale Saugbiopsie (mit H. Noblett-Sonde) wird ohne Betäubung durchgeführt. Normalerweise nimmt man zwei Biopsieproben, einmal 3 cm und einmal

6 cm vom Analrand. Einschränkend ist bei dieser Methode, dass ein geschulter Pathologe benötigt wird und dass die Gewebeproben Teile der Muscularis mucosa und möglichst auch der Submucosa enthalten müssen.

(2) Die chirurgische Biopsie in Form einer Ganzwandbiopsie des Rektums (Swenson-Methode) muss zwar unter allgemeiner Anästhesie durchgeführt werden, ermöglicht aber eine tiefere und dadurch aufschlussreichere Biopsie.

Histologische Befunde, die für die Diagnose Morbus Hirschsprung sprechen, sind [42]: (1) das Fehlen der Ganglien und die Hypertrophie der Nervenfasern (die bei Neugeborenen häufig fehlen) auf fixierten Schnitten und in der Standardhistologie [43], sowie (2) die Hyperplasie der cholinergen Fasern in Teilen der Submucosa und Muskulatur in Kombination mit Kletterfasern in der Mucosa bei der immunhistochemischen Untersuchung gefriergetrockneter Schnitte.

Behandlung

Die Behandlung von Morbus Hirschsprung erfolgt durch einen chirurgischen Eingriff, bei dem das von der Aganglionose betroffene Segment entfernt und eine koloanale Anastomose zwischen dem Anus und dem normal innervierten Darm angelegt wird [44]. Vor der Operation muss die Stuhlentleerung entweder mittels rektaler Entleerung oder mittels Stoma erfolgen.

Präoperative Behandlung

Bei der rektalen Entleerung erfolgt die Stuhlentleerung mittels eines Darmrohrs, das bis oberhalb des von der Aganglionose betroffenen Darmabschnitts eingeführt wird. Das Darmohr muss ein- bis dreimal täglich appliziert werden, um einen Rückgang des aufgetriebenen Abdomens zu erzielen und die Wachstumskurve zu korrigieren. Diese einfache Methode kommt nur bei der kurzen Form des Morbus Hirschsprung in Frage und ermöglicht es den Patienten, zuhause auf den Operationstermin zu warten, vorausgesetzt die Familie kann diese Behandlung vornehmen und merkt, wenn keine ausreichende rektale Entleerung stattgefunden hat oder das Abdomen aufgetrieben ist.

Stoma

Hier gilt die Regel, dass das Stoma in einem normal innervierten Darmabschnitt und so distal wie möglich angelegt werden sollte, um eine Übergangszone zu vermeiden. Das Stoma wird beim letzten chirurgischen Eingriff durchgezogen. Indikationen, die zum Zeitpunkt der Diagnose für die Anlage eines Stomas sprechen, sind: «langstreckige Form» des Morbus Hirschsprung; kurze Form des Morbus Hirschsprung bei ineffizienter rektaler Entleerung und Morbus Hirschsprung mit Komplikationen (Enterokolitis).

Bei der Operation ist ein Pathologe hinzuzuziehen, um sicherzustellen, dass das Stoma gut angelegt wurde. Bei der «langstreckigen Form» des Morbus Hirschsprung sollten zahlreiche Biopsien entnommen werden, u.a. auch im Appendix, und häufig ist eine Ileostomie nötig.

Durchzug des Darms zum Anus

Swenson, Duhamel und Soave haben drei gängige Operationsmethoden beschrieben. Mit diesen Methoden lassen sich, unabhängig von der Form der Erkrankung und der Länge des betroffenen Darmsegments, gleichermassen kurz- wie langfristige Ergebnisse erzielen. Zu den chirurgischen Innovationen zählen der Einsatz der Laparoskopie zur Biopsie oder intra-abdominalen Dissektion und der transanale Durchzug.

Die nachfolgend aufgeführten Punkte sind wichtig und müssen, unabhängig davon für welche Methode man sich entscheidet, besonders beachtet werden: (1) die präoperative Vorbereitung des Kolons; (2) eine perfekte histologische Analyse während des Eingriffs, um einen Durchzug in die Übergangszone zu vermeiden und (3) die antibiotische Prophylaxe.

Einige Komplikationen können schon kurz nach der Operation auftreten: (1) Die Fistelbildung an der Anastomose, die durch einen Beckenabszess manifest wird und eine Antibiose sowie häufig ein Stoma notwendig macht. (2) Die Stenose der Anastomose, die häufig auftritt, für gewöhnlich gutartig ist und gut auf eine Dilatation anspricht [45]. (3) Die Enterokolitis, bei der es sich um eine nach wie vor ernste Komplikation handelt, die bis zu zwei Jahre nach der Operation auftreten kann [46] und sich klinisch, wie bereits beschrieben, durch eine Distension des Abdomens, Diarrhoe und eine Änderung des Allgemeinbefindens manifestiert. (4) Die Hauterosion um den Anus, die in fast allen Fällen auftritt und unterschiedlich auf eine lokale Behandlung anspricht. (5) Defäkationsstörungen, die in der Langzeitnachsorge auch ohne chirurgische Komplikationen beobachtet werden [47].

Operative Methoden

Durchzug nach Duhamel. Diese Methode wurde erstmals 1956 beschrieben und beruht auf dem Erhalt des Rektums mittels retrorektalem Durchzug des normal innervierten Darms. Das Verfahren ist nach wie vor interessant, da es chirurgisch einfach zu bewerkstelligen ist und nur mit einer begrenzten Dissektion der Strukturen

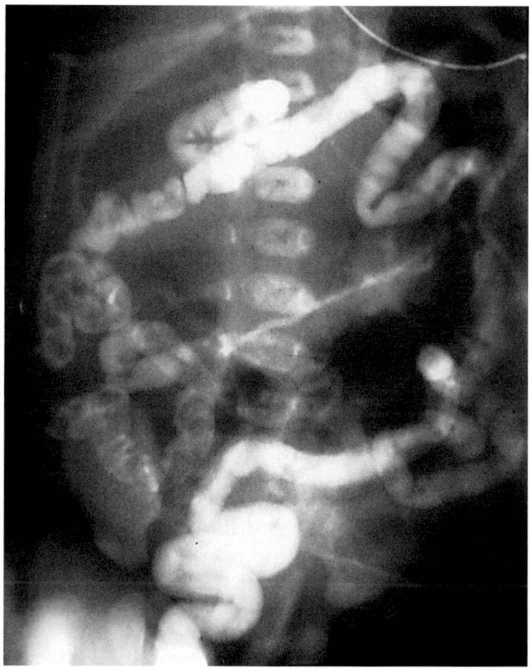

Abb. 3. Typisches Bild eines Mekonium-Ileus bei der Geburt aufgrund von Mukoviszidose.

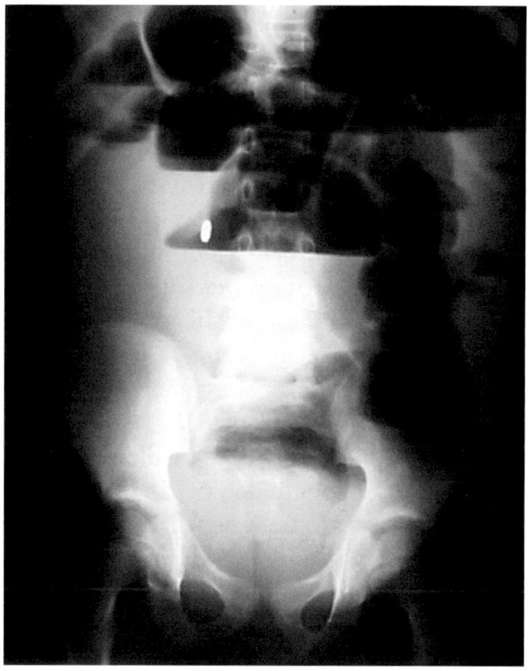

Abb. 4. Dilatation des Dünndarms bei chronischer intestinaler Pseudoobstruktion (CIPO).

um das Rektum (Beckennerven) einhergeht. Gleichzeitig kann mit Hilfe eines automatischen Klammernahtgeräts, z.B. einem GIA-Klammernahtgerät, die Anastomose realisiert werden. Hauptkomplikation des Duhamel-Verfahrens ist ein kolorektaler Sporn, der für ein Fäkalom verantwortlich zeichnet [48, 49].

Durchzug nach Swenson. Diese Methode wurde erstmals 1948 beschrieben und umfasst die vollständige Resektion des aganglionären Segments sowie eine anale Anastomose. Zu den zwei wichtigsten Komplikationen zählen die neurologische Blasenstörung (Verletzung des Beckennervs) sowie die Stenose der Anastomose.

Durchzug nach Soave. Diese Methode wurde erstmals 1963 beschrieben und besteht im Prinzip aus einem Durchzug des Kolons durch einen muskulären Rektumschlauch. Vorteil dieser Methode ist, dass keine Dissektion im Becken stattfindet. Bei einem zu langen muskulären Rektumschlauch jedoch bleibt die Obstipation als Komplikation bestehen.

Transanaler Durchzug [50]. Das Prinzip beruht auf der Realisierung der Soave-Methode, jedoch ohne Laparotomie. Diese Methode ist insbesondere bei Neugeborenen interessant, bleibt aber der kurzen Form des Morbus Hirschsprung vorbehalten [51].

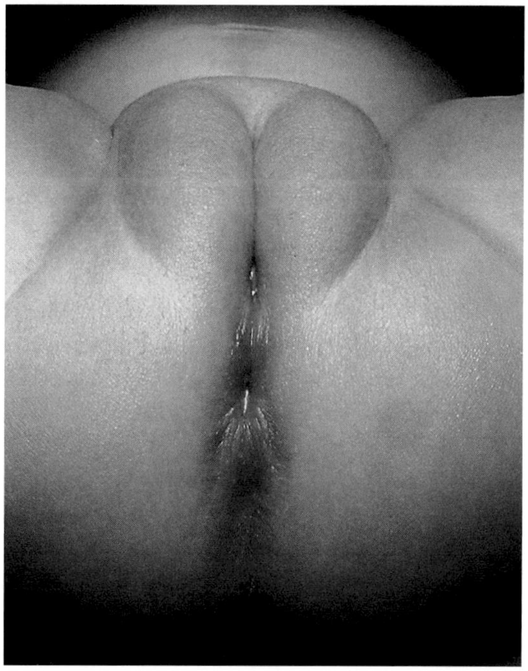

Abb. 5. Tiefe Analatresie bei einem Mädchen: Anus befindet sich an der Vulva.

Laparoskopie. Die Laparoskopie wird zur Entnahme von Biopsien oder zur Dissektion bei den Verfahren nach Duhamel oder Swenson eingesetzt.

Weitere funktionelle Obstruktionen

Bei einem Neugeborenen mit Distension des Abdomens und verzögertem Mekoniumabgang müssen andere Ursachen der organischen oder funktionellen Obstruktion ausgeschlossen werden, z.B. die Analatresie, die Kolon- oder Ileumatresie (wird gelegentlich bei einer Morgagni-Hernie beobachtet), ein Mekonium-Ileus (bei Mukoviszidose; Abb. 3), das Small Left Colon Syndrome oder ein Mekoniumpfropf [52].

Typisch für das Small Left Colon Syndrome und den Mekoniumpfropf sind der kleine Durchmesser des Rektosigmoids und des linksseitigen Kolons bis hoch zur linken Flexur sowie des Sigmoids oder Colon descendens. Bei der Darstellung mittels Kontrastmitteleinlauf erfolgt nach rektaler Injektion der Abgang des Mekoniumpfropfs (die Spitze des Mekoniums weist häufig eine gräuliche Farbe auf, während der Rest des Mekoniums normal aussieht). Die Darmpassage ist dann völlig normal. Allerdings muss bei diesen Kindern in den ersten Lebensmonaten eine nochmalige Untersuchung und eine Rektumbiopsie durchgeführt werden, um jeglichen Verdacht auf Morbus Hirschsprung auszuräumen.

Chronische intestinale Pseudoobstruktion (CIPO)

Die chronische intestinale Pseudoobstruktion (CIPO) ist eine sehr seltene Form der Obstipation. Diese Diagnose kann bei schwerer Obstipation, die nicht auf eine medizinische Behandlung anspricht, in Betracht gezogen werden.

Typisch für die CIPO sind rezidivierende Episoden oder anhaltende Symptome und Zeichen der Darmobstruktion und die Darstellung des dilatierten Darms auf dem Röntgenbild (Abb. 4) ohne Läsion des Darmlumens, welche die Darmpassage behindert [54].

Die CIPO geht unabhängig vom histologischen Typ (Myopathie oder Neuropathie) [55] immer mit Veränderungen der kontraktilen Funktion der glatten Muskulatur einher, die zu einer Störung der Darmperistaltik und so letztendlich, aufgrund der gestörten Darmfunktion, zu Nährstoffstörungen und rezidivierender Sepsis führen. CIPO-Patienten müssen grundsätzlich auf Uropathien untersucht werden, die mit der Erkrankung einhergehen. Die klinischen Auswirkungen dieser Uropathien (Megazystis, renale Dilatation etc.) können signifikant sein und erfordern manchmal sogar eine Vesikostomie. Dieser Zusammenhang erklärt, warum eine urologische Ultraschalluntersuchung durchgeführt werden muss, wenn die Ätiologie der Obstipation schwer zu diagnostizieren ist. Ebenso können eine Rektumbiopsie und die anorektale Manometrie notwendig sein, um das Vorhandensein von Ganglien und die Relaxation des Sphinkter internus nachzuweisen.

Anorektale Malformationen

Die anale Untersuchung bei Geburt ist bei Neugeborenen von grösster Wichtigkeit, um die rektale Permeabilität sicherzustellen. Anorektale Malformationen mit perinealer Fistel können, insbesondere bei Mädchen (Abb. 5), in den ersten Monaten oder Jahren übersehen werden, obwohl die Diagnose klinisch erfolgt. Bei diesen Fehlbildungen befindet sich der Anus im Bereich der Vulva oder des Skrotums. Der externe Sphinkter befindet sich hinter der Analfistel. Eine rektale, digitale Tastuntersuchung ist selbst mit dem kleinen Finger nicht möglich.

Wie bereits erklärt muss bei Obstipation zur Diagnosestellung stets mindestens eine fachmännische anale Untersuchung durchgeführt werden.

Die Obstipation tritt auch häufig nach Behandlung anorektaler Fehlbildungen auf [56]. Bei der hohen Analatresie, die mit Anomalien des Rückenmarks oder Sakrums einhergeht, steigt das Risiko [57]. So erreichen beispielsweise 75–85% der Patienten mit der tiefen Form der Analatresie, aber nur 50% der Patienten mit hoher Analatresie eine normale soziale Kontinenz. Die Behandlung der Obstipation ist bei diesen Patienten typisch und besteht aus einer medikamentösen Behandlung, Übungen zur Stärkung des Beckenbodens und in einigen Fällen chirurgischen Eingriffen (Zökostomie [58] zur anterograden Darmreinigung).

Fehlbildungen des Rückenmarks oder Sakrums

Die Obstipation kann auch neurologischen Ursprungs sein, d.h. es kann eine Verletzung des Rückenmarks (Traumata, Tumoren, Infektionen etc.) zugrunde liegen [59]. In diesen Fällen wirft die Diagnose jedoch einige Probleme auf.

Isolierte Anomalien des Sakrums oder Filum terminale manifestieren sich möglicherweise durch Obstipation. Die Untersuchung muss sich auf den Bereich des Sakrums konzentrieren (Grübchen, Lipom, Angiom, etc.). Nach Durchführung einer Röntgenuntersuchungen des Abdomens muss das Sakrum untersucht und die radiologische Untersuchung bei Neugeborenen durch Ultraschall oder anderenfalls mit Hilfe eines MRT vervollständigt werden.

Das Currarino-Syndrom beispielsweise wird mit einem präsakralen Tumor (normalerweise einem Teratom), sakraler Dysgenesie und anorektalen Fehlbildungen (von einem fast normalen Anus bis zur hohen Analatresie) in Verbindung gebracht [60]. Erste klinische Symptome könnten Obstipation oder Harnprobleme sein.

Abschliessend lässt sich feststellen, dass die Obstipation im Kindesalter einer der häufigsten Gründe für den Arztbesuch ist und dieser Erkrankung die verschiedensten Ätiologien zugrunde liegen können. Die Diagnose erfolgt am besten durch eine gründliche Bewertung der Anamnese und eine sorgfältige klinische Untersuchung. Weitere Untersuchungen sind zur Diagnosestellung nicht nötig und sämtliche Ermittlungen sollten nach klinischen Überlegungen durchgeführt werden.

Literatur

1 Constipation Guideline Committee of the North American Society for Pediatric Gastroenterology, Hepatology and Nutrition: Evaluation and treatment of constipation in infants and children: recommendations of the North American Society for Pediatric Gastroenterology, Hepatology and Nutrition. J Pediatr Gastroenterol Nutr 2006;43: e1–e13.
2 van den Berg MM, Benninga MA, Di Lorenzo C: Epidemiology of childhood constipation: a systematic review. Am J Gastroenterol 2006;101:2401–2409.
3 Khan S, Campo J, Bridge JA, et al: Long-term outcome of functional childhood constipation. Dig Dis Sci 2007;52:64–69.
4 Singh SJ, Arbuckle S, Little D, et al: Mortality due to constipation and short-segment Hirschsprung's disease. Pediatr Surg Int 2004;20:889–891.
5 Nurko S: What's the value of diagnostic tools in defecation disorders? J Pediatr Gastroenterol Nutr 2005;41(suppl 1):S53–S55.
6 Drost J, Harris LA: Diagnosis and management of chronic constipation. JAAPA 2006; 19:24–29.
7 Biggs WS, Dery WH: Evaluation and treatment of constipation in infants and children. Am Fam Physician 2006;73:469–477.
8 Drossman DA, Dumitrascu DL: Rome III: New standard for functional gastrointestinal disorders. J Gastrointestin Liver Dis 2006; 15:237–241.
9 Rubin G, Dale A: Chronic constipation in children. BMJ 2006;333:1051–1055.
10 Remes-Troche JM, Rao SS: Diagnostic testing in patients with chronic constipation. Curr Gastroenterol Rep 2006;8:416–424.
11 Safder S, Rewalt M, Elitsur Y: Digital rectal examination and the primary care physicians: a lost art? Clin Pediatr 2006;45:411–414.
12 Narbonne H, Paquis-Fluckinger V, Valero R, et al: Gastrointestinal tract symptoms in Maternally Inherited Diabetes and Deafness (MIDD). Diabetes Metab 2004;30:61–66.
13 Barrueto F Jr, Wang-Flores HH, Howland MA, et al: Acute vitamin D intoxication in a child. Pediatrics 2005;116:e453–e456.
14 Wu MJ, Chang CS, Cheng CH, et al: Colonic transit time in long-term dialysis patients. Am J Kidney Dis 2004;44:322–327.
15 Manz F, Wentz A: The importance of good hydration for the prevention of chronic diseases. Nutr Rev 2005;63:S2–S5.
16 Kawai M, Kubota A, Ida S, et al: Cow's milk allergy presenting Hirschsprung's disease-mimicking symptoms. Pediatr Surg Int 2005; 21:850–852.
17 Rashid M, Cranney A, Zarkadas M, et al: Celiac disease: evaluation of the diagnosis and dietary compliance in Canadian children. Pediatrics 2005;116:e754–e759.
18 Kessmann J: Hirschsprung's disease: diagnosis and management. Am Fam Physician 2006;74:1319–1322.
19 Attie T, Salomon R, Amiel J, et al: Genetics of Hirschsprung disease (in French). CR Seances Soc Biol Fil 1996;190:549–556.
20 Lyonnet S, Bolino A, Pelet A, et al: A gene for Hirschsprung disease maps to the proximal long arm of chromosome 10. Nat Genet 1993; 4:346–350.
21 Blok S, Salomon R, Pelet A, et al: Segregation of three loci explains familial and population risks in Hirschsprung disease. Nat Genet 2002;31:89–93.
22 Amiel J, Lyonnet S: Hirschsprung disease, associated syndromes, and genetics: a review. J Med Genet 2001;38:729–739.
23 Swenson O: Hirschsprung's disease: a review. Pediatrics 2002;109:914–918.
24 Reding R, de Ville de Goyet J, Gosseye S, et al: Hirschsprung's disease: a 20-year experience. J Pediatr Surg 1997;32:1221–1225.
25 Polley TZ Jr, Coran AG, Wesley JR: A ten-year experience with ninety-two cases of Hirschsprung's disease. Including sixty-seven consecutive endorectal pull-through procedures. Ann Surg 1985;202:349–355.
26 Coran AG, Teitelbaum DH: Recent advances in the management of Hirschsprung's disease. Am J Surg 2000;180:382–387.
27 Stam H, Hartman EE, Deurloo JA, et al: Young adult patients with a history of pediatric disease: impact on course of life and transition into adulthood. J Adolesc Health 2006;39:4–13.
28 Tsuji H, Spitz L, Kiely EM, et al: Management and long-term follow-up of infants with total colonic aganglionosis. J Pediatr Surg 1999; 34:158–162.
29 Jasonni V, Martucciello G: Total colonic aganglionosis. Semin Pediatr Surg 1998;7: 174–180.
30 Escobar MA, Grosfeld JL, West KW, et al: Long-term outcomes in total colonic aganglionosis: a 32-year experience. J Pediatr Surg 2005;40:955–961.
31 Elhalaby EA, Teitelbaum DH, Coran AG, Heidelberger KP: Enterocolitis associated with Hirschsprung's disease: a clinical histopathological correlative study. J Pediatr Surg 1995;30:1023–1027.
32 Elhalaby EA, Coran AG, Blane CE, et al: Enterocolitis associated with Hirschsprung's disease: a clinical-radiological characterization based on 168 patients. J Pediatr Surg 1995;30:76–83.
33 Sarioglu A, Tanyel FC, Buyukpamukcu N, Hicsonmez A: Appendiceal perforation: a potentially lethal initial mode of presentation of Hirschsprung's disease. J Pediatr Surg 1997;32:123–124.
34 Teitelbaum DH, Coran AG: Enterocolitis. Semin Pediatr Surg 1998;7:162–169.
35 Courvoisier S, Piolat C, Durand C, et al: Pseudo-'isolated' intestinal perforation in a very low birth weight infant: exceptional presentation of Hirschsprung's disease (in French). Arch Pediatr 2006;13:1320–1322.
36 Arliss J, Holgersen LO: Neonatal appendiceal perforation and Hirschsprung's disease. J Pediatr Surg 1990;25:694–695.
37 Faure F, Panuel M, Petit PH, et al: Methodes d'explorations radiologiques de l'ano-rectum; in Le rectum pédiatrique. Monographie du college national de chirurgie pédiatrique. Montpellier, Sauramps Médical, 1996, pp 43–49.
38 Fotter R: Imaging of constipation in infants and children. Eur Radiol 1998;8:248–258.
39 Fondelli P, Martucciello G, Taccone A, Dodero P: The radiologic picture of total colonic aganglionosis (in Italian). Radiol Med (Torino) 1989;77:207–210.

40 Fink RL, Roberts LJ, Scott M: The role of manometry, electromyography and radiology in the assessment of intractable constipation. Aust NZ J Surg 1992;62:959–964.
41 Meunier P, Marechal JM, Mollard P: Accuracy of the manometric diagnosis of Hirschsprung's disease. J Pediatr Surg 1978; 13:411–415.
42 Kapur RP: Can we stop looking? Immunohistochemistry and the diagnosis of Hirschsprung disease. Am J Clin Pathol 2006;126:9–12.
43 Matsuda H, Hirato J, Kuroiwa M, Nakazato Y: Histopathological and immunohistochemical study of the enteric innervations among various types of aganglionoses including isolated and syndromic Hirschsprung disease. Neuropathology 2006;26: 8–23.
44 Hartman EE, Sprangers MA, Visser MR, et al: Hirschsprung's disease: healthcare meets the needs. J Pediatr Surg 2006;41:1420–1424.
45 Catto-Smith AG, Trajanovska M, Taylor RG: Long-term continence in patients with Hirschsprung's disease and Down syndrome. J Gastroenterol Hepatol 2006;21: 748–753.
46 Menezes M, Puri P: Long-term outcome of patients with enterocolitis complicating Hirschsprung's disease. Pediatr Surg Int 2006;22:316–318.
47 Hyman PE: Defecation disorders after surgery for Hirschsprung's disease. J Pediatr Gastroenterol Nutr 2005;41(suppl 1):S62–S63.
48 Saleh W, Rasheed K, Mohaidly MA, et al: Management of Hirschsprung's disease: a comparison of Soave's and Duhamel's pull-through methods. Pediatr Surg Int 2004;20: 590–593.
49 Minford JL, Ram A, Turnock RR, et al: Comparison of functional outcomes of Duhamel and transanal endorectal coloanal anastomosis for Hirschsprung's disease. J Pediatr Surg 2004;39:161–165.
50 Dasgupta R, Langer JC: Transanal pull-through for Hirschsprung disease. Semin Pediatr Surg 2005;14:64–71.
51 Podevin G, Lardy H, Azzis O, et al: Technical problems and complications of a transanal pull-through for Hirschsprung's disease. Eur J Pediatr Surg 2006;16:104–108.
52 Yamauchi K, Kubota A, Usui N, et al: Benign transient non-organic ileus of neonates. Eur J Pediatr Surg 2002;12:168–174.
53 Cowles RA, Berdon WE, Holt PD, et al: Neonatal intestinal obstruction simulating meconium ileus in infants with long-segment intestinal aganglionosis: radiographic findings that prompt the need for rectal biopsy. Pediatr Radiol 2006;36:133–137.
54 Joly F, Amiot A, Coffin B, et al: Chronic intestinal pseudo-obstruction (in French). Gastroenterol Clin Biol 2006;30:975–985.
55 Meier-Ruge WA, Bruder E: Pathology of chronic constipation in pediatric and adult coloproctology. Pathobiology 2005;72:1–102.
56 Hartman EE, Oort FJ, Aronson DC, et al: Critical factors affecting quality of life of adult patients with anorectal malformations or Hirschsprung's disease. Am J Gastroenterol 2004;99:907–913.
57 Hamid CH, Holland AJ, Martin HC: Long-term outcome of anorectal malformations: the patient perspective. Pediatr Surg Int 2006;Epub ahead of print.
58 Yagmurlu A, Harmon CM, Georgeson KE: Laparoscopic cecostomy button placement for the management of fecal incontinence in children with Hirschsprung's disease and anorectal anomalies. Surg Endosc 2006;20: 624–627.
59 Valles M, Vidal J, Clave P, Mearin F: Bowel dysfunction in patients with motor complete spinal cord injury: clinical, neurological, and pathophysiological associations. Am J Gastroenterol 2006;101:2290–2299.
60 Kilickesmez O, Gol IH, Uzun M, Oruk C: Complete familial Currarino triad in association with Hirschsprung's disease: magnetic resonance imaging features and the spectrum of anorectal malformations. Acta Radiol 2006;47:422–426.

Annales Nestlé

Ann Nestlé [Ger] 2007;65:73–80
DOI: 10.1159/000148348

Die aktuelle Behandlung der Obstipation im Kindesalter

Olivia Liem[a, b] Carlo Di Lorenzo[b] Jan A.J.M. Taminiau[a] Hayat M. Mousa[b] Marc A. Benninga[a]

[a]Department of Pediatric Gastroenterology and Nutrition, Emma Children's Hospital, Academic Medical Center, Amsterdam, The Netherlands, and [b]Division of Pediatric Gastroenterology, Columbus Children's Hospital, Columbus, Ohio, USA

Schlüsselwörter
Obstipation · Behandlung · Kinder

Zusammenfassung
Bei der Obstipation im Kindesalter handelt es sich um ein globales Problem. Die Obstipation ist eine der weiter verbreiteten Erkrankungen, mit der sowohl Kinderärzte im Allgemeinen als auch pädiatrische Gastroenterologen konfrontiert sind. Die Behandlung der chronischen Obstipation stellt eine Herausforderung dar und erfordert häufig eine langfristige Nachsorge und Medikamenteneinnahme. Trotz der hohen Prävalenz der Erkrankung wurden bisher nur wenige randomisierte Studien durchgeführt, um die Wirksamkeit der diversen Interventionen zur Behandlung dieser Erkrankung zu untersuchen. Dieser Übersichtsartikel erläutert, welche Optionen es derzeit zur Behandlung der Obstipation im Kindesalter gibt und geht dabei auf einige der am häufigsten gestellten Fragen und gängigsten falschen Vorstellungen von Ärzten und Eltern ein.

Einleitung

Die Obstipation ist ein weit verbreitetes Problem und betrifft Millionen von Kindern weltweit. Eine vor Kurzem durchgeführte systematische Literaturanalyse zeigt, dass die Prävalenz der Obstipation in Industrienationen und in Entwicklungsländern zwischen 7 und 29,6% beträgt [1]. Bei ungefähr 95% der Kinder mit Obstipation lassen sich keine offensichtlichen anatomischen, biochemischen oder physiologischen Ursachen feststellen [2]. Viele dieser Kinder leiden unter funktioneller Obstipation, die wahrscheinlich die Folge einer Stuhlretention nach schmerzhafter bzw. unangenehmer Stuhlentleerung ist.

Die meisten Kinder benötigen eine Langzeitbehandlung und ungefähr 30% der Kinder leiden auch nach der Pubertät noch unter den Symptomen der Obstipation, wie z.B. seltener und schmerzhafter Stuhlentleerung und Enkopresis [3]. Es überrascht daher nicht, dass sich diese chronischen Darmbeschwerden signifikant und dauerhaft auf das Selbstwertgefühl und die emotionale Reifung und Entwicklung des Kindes auswirken können. Die Obstipation muss daher zur Vermeidung der mit ihr einhergehenden Morbidität frühzeitig und wirksam behandelt werden [4].

Da bei Kindern zu wenige randomisierte kontrollierte Studien durchgeführt wurden, beruht die Behandlung der Obstipation grösstenteils auf klinischen Erfahrungen und nicht auf evidenzbasierten Studien. Eine akut auftretende einfache Obstipation wird auf herkömmliche Weise mit ballaststoffreicher Ernährung bei ausreichender Flüssigkeitszufuhr, dem Führen eines Stuhltagebuchs und Toilettentraining behandelt. Die vor Kurzem aktualisierten Empfehlungen der nordamerikanischen Gesellschaft für pädiatrische Gastroenterologie (NASPGHAN) sprechen bei der Behandlung der chronischen Obstipati-

KARGER

Fax +41 61 306 12 34
E-Mail karger@karger.ch
www.karger.com

0250–9652/07/0652–0073$23.50/0

Online-Zugriff auf:
www.karger.com/and

O. Liem, MD
Columbus Children's Hospital
Department of Pediatric Gastroenterology and Nutrition
700 Children's Drive, Columbus, OH 43205 (USA)
Tel. +1 614 722 3421, Fax +1 614 722 3454, E-Mail liemo@chi.osu.edu

on von vier wichtigen Phasen: (1) Aufklärung; (2) Desimpaktion; (3) Prävention einer erneuten Stuhlimpaktion und (4) Nachsorge [5]. Dieser Übersichtsartikel erläutert diese vier Phasen und geht dabei auf einige der im Zusammenhang mit der Obstipation im Kindesalter am häufigsten gestellten Fragen und gängigsten falschen Vorstellungen ein.

Aufklärung und Beratung

Die Aufklärung und Unterstützung von Eltern und Kindern ist eine der Hauptsäulen der Behandlung der funktionellen Obstipation. Die Eltern müssen beschwichtigt und über die Bandbreite der normalen Stuhlganghäufigkeit, die Ätiologie und die Prävalenz der Obstipation im Kindesalter beraten werden. Bei Stuhlinkontinenz ist es wichtig, den Erziehungsberechtigten klar zu machen, dass dieses lästige Symptom durch Überlaufenkopresis und nicht durch absichtlich aufsässiges Verhalten verursacht wird. Die Eltern sollten den betroffenen Kindern keine Schuldzuweisungen machen, sondern sie positiv bestärken und motivieren. Vor Behandlungsbeginn sollte den Eltern und Kindern versichert werden, dass eine vollständige Heilung bei angemessener, häufig längerfristiger Behandlung möglich ist. Man sollte betonen, dass der Zeitpunkt des Behandlungserfolgs häufig nicht vorhergesagt werden kann, dass es bei 50% der behandelten Patienten innerhalb des ersten Jahres zu einem Rückfall kommt und dass die Dauer der Erhaltungstherapie normalerweise zwischen 6 und 24 Monate beträgt [3].

Da Abführmittel (Laxantien) für gewöhnlich eine wichtige Rolle bei der Behandlung spielen, ist die Aufklärung der Eltern über die verabreichten Medikamente von wesentlicher Bedeutung, denn falsche Vorstellungen über Laxantien, die sich negativ auf die Compliance auswirken könnten, sind weit verbreitet. Während die zur Behandlung von anderen Erkrankungen, wie z.B. von gastroösophagealem Reflux, Asthma, Bluthochdruck und sonstigen chronischen Krankheiten, eingesetzten Medikamente von den Familien der betroffenen Kinder in der Regel akzeptiert und manchmal sogar gefordert werden, stehen die Erziehungsberechtigten der Verordnung von Laxantien für gewöhnlich ablehnend gegenüber, da sie die Vorstellung, dass ein so kleines Kind bereits Abführmittel benötigen könnte, schrecklich finden! Eine der am häufigsten von besorgten Eltern gestellten Fragen lautet, ob eine Langzeitbehandlung mit Abführmitteln schädlich ist und zu 'Darmträgheit' und körperlicher Abhängigkeit führen kann. Eine vor Kurzem durchgeführte Bewertung der bestehenden Literatur hat sich detailliert mit diesen Bedenken auseinandergesetzt [6]. Die Argumente, Abführmittel (insbesondere stimulierende Laxantien) würden das autonome Nervensystem des Dickdarms schädigen, beruhten auf Daten aus mangelhaft dokumentierten Versuchen, während die professionell und mit Hilfe einer Reihe verschiedener Methoden durchgeführten Studien keine Hinweise auf eine solche Schädigung ergaben [6]. Osmotische Laxantien scheinen keine langfristigen Nebenwirkungen zu haben. Manche Patienten mit chronischer Obstipation müssen zwar, um eine normale Stuhlentleerung zu erzielen, langfristig mit Laxantien behandelt werden, aber es gibt keinerlei Hinweise darauf, dass dieser Umstand auf eine frühere Einnahme von Abführmitteln zurückzuführen ist oder dass es nach Einstellen der Behandlung mit Abführmitteln zu Rebound-Symptomen kommt. Man sollte den Eltern daher versichern, dass die Medikamente bei ordnungsgemässer Einnahme gut verträglich sind und sie ermutigen, die verordnete Behandlung zu befolgen, damit die Therapie erfolgreich ist.

Ernährung

Trotz der weit verbreiteten Auffassung, die Obstipation werde häufig durch Ballaststoffmangel verursacht, wurden bisher nur wenige pädiatrische Studien durchgeführt, welche die Wirksamkeit einer Therapie mit Ballaststoffen bewerteten. Über die Ballaststoffaufnahme von Kindern mit Obstipation gibt es widersprüchliche Aussagen. Während manche Berichte von einer niedrigeren Ballaststoffaufnahme als bei Kindern ohne Obstipation sprechen, melden andere eine vergleichbare oder sogar höhere Ballaststoffaufnahme [7–9]. Die empfohlene Ballaststoffaufnahme beträgt bei Kindern ab 2 Jahren das Lebensalter in Jahren plus 5 g [10].

Standardisierte Studien jüngeren Datums, die an Kindern durchgeführt wurden, haben bei Kindern mit chronischer Verstopfung eine Nutzwirkung der Supplementierung von Ballaststoffen belegt. Castillejo et al. [11] fanden heraus, dass sich bei Kindern mit grundlegend verlängerter Kolontransitzeit, die eine Supplementierung von Ballaststoffen in Form von Kakaoschalen erhielten, die Kolontransitzeit im Vergleich zu einer Placebogruppe verkürzte. Sie beobachteten ferner, dass der Prozentsatz an Patienten, die über eine harte Stuhlkonsistenz klagten, abnahm. Hier ist anzumerken, dass die durchschnittliche Ballaststoffaufnahme dieser unter Obstipation leidenden

Kinder in etwa der für diese Altersgruppe empfohlenen Menge entsprach. Eine Supplementierung von Glucomannan führte ebenfalls zur häufigeren Entleerung weicherer Stühle und sorgte ferner dafür, dass die Patienten besser auf eine Behandlung mit Laxantien ansprachen [12, 13]. Die schlechte Compliance mit der Behandlung, die darauf zurückzuführen ist, dass die meisten Ballaststoffe, wie z.B. Zellulosefasern, Guargummi und Pektinfasern, in grossen Mengen konsumiert werden müssen, um eine Wirkung zu entfalten und nicht sehr schmackhaft sind, ist einer der Hauptgründe dafür, dass die langfristige Wirksamkeit von Ballaststoffen bei Kindern begrenzt ist. Die in den oben erwähnten Studien eingesetzten Faserstoffe wurden gut akzeptiert und hatten keine nennenswerten Nebenwirkungen.

Während ein Mangel an Ballaststoffen im Allgemeinen wahrscheinlich nicht ursächlich für die chronische Obstipation ist, kann er bei einer Untergruppe von Patienten durchaus einer der Faktoren sein, die zur Obstipation beitragen. Aus diesem Grund wird bei Obstipation zur Unterstützung der Behandlung eine ausgewogene Ernährung mit Vollkornprodukten, Obst und Gemüse empfohlen und nicht zwanghaft eine ballaststoffreiche Ernährung eingeführt.

Eine erhöhte Flüssigkeitszufuhr wird zur Behandlung der Obstipation ebenfalls häufig empfohlen. Diese Empfehlung beruht auf der Annahme, eine erhöhte Flüssigkeitszufuhr führe zu mehr Flüssigkeit im Darm und dies wiederum würde die Stuhlentleerung fördern. Eine Studie, in der 108 Kinder mit Obstipation in eine Kontroll- und zwei Behandlungsgruppen randomisiert wurden, von denen eine Gruppe angewiesen wurde, ihre tägliche Wasseraufnahme um 50% zu erhöhen, ergab keine Änderungen hinsichtlich Stuhlhäufigkeit, Stuhlkonsistenz oder problemloser Stuhlentleerung [14]. Die Ursache dafür, dass eine erhöhte Flüssigkeitszufuhr nicht zu einer Veränderung der Stuhlgewohnheiten führte, ist möglicherweise darin zu suchen, dass sich das Resorptionsvermögen des Dünn- und Dickdarms bei akuten und chronischen Herausforderungen als extrem anpassungsfähig erweist [15, 16]. Ausserdem sind es die gelösten Substanzen und nicht das Wasser, welche die Ausscheidungen aus dem Ileum beeinflussen. Geringfügige Änderungen der Flüssigkeitsaufnahme wirken sich daher nicht signifikant auf die Stuhlkonsistenz aus. Belege dafür, dass sich die Obstipation durch eine erhöhte Flüssigkeitsaufnahme erfolgreich behandeln lässt, gibt es nicht. Liegen keine Anzeichen einer Dehydratation vor, sollten Kinder daher nicht gezwungen werden, mehr als gewöhnlich zu trinken.

Desimpaktion

Vor Beginn der Erhaltungstherapie wird eine Desimpaktion der für gewöhnlich vorhandenen Stuhlmassen empfohlen, um nach Beginn der Behandlung verstärkte Bauchschmerzen und Stuhlinkontinenz aufgrund von Überlaufenkopresis zu vermeiden [5]. In unkontrollierten klinischen Studien wurde belegt, dass eine erfolgreiche Desimpaktion oral oder rektal bzw. durch eine Kombination dieser beiden Methoden möglich ist [17–20]. Eine Gegenüberstellung dieser Methoden der Desimpaktion in randomisierten kontrollierten Studien erfolgte bislang nicht. Eine mit verschiedenen Dosierungen durchgeführte randomisierte Doppelblindstudie ergab, dass Polyethylenglykol (PEG) in einer Dosierung von 1–1,5 g/kg/Tag bei Kindern zur Desimpaktion wirksam ist und von Kindern und Eltern akzeptiert wird [19–21]. Die Untersuchungen der Serumosmolalität, Elektrolyte oder Nierenfunktion ergaben keine Anomalien. Weitere Agenzien, die erfolgreich eingesetzt, bisher aber noch nicht in kontrollierten Studien untersucht wurden, sind u.a. Magnesiumhydroxid, Magnesiumcitrat, Laktulose, Sorbitol, Senna und Bisacodyl.

Die rektale Desimpaktion erfolgt häufig mit Hilfe von phosphat- oder salzhaltigen Klistieren oder einem Paraffinöl-Klistier mit anschliessendem Phosphatklysma. Sowohl die orale als auch die rektale Desimpaktion haben gewisse Vor- und Nachteile. Die orale Methode ist zwar weniger invasiv, nimmt dafür aber mehr Zeit in Anspruch als die rektale Methode. Bei phosphathaltigen Klistieren sollte die Ausscheidung überwacht werden, um eine übermässige Phosphatresorption zu vermeiden [22]. Die zur Wahl stehenden Optionen sollten am besten zuerst gemeinsam besprochen und die Behandlung dann zusammen mit der Familie und dem Kind gewählt werden.

Erhaltungstherapie

Ziel nach der Desimpaktion ist es, ein- bis zweimal täglich für eine schmerzlose Entleerung von weichem Stuhl zu sorgen. Die regelmässige Stuhlentleerung über einen längeren Zeitraum ist wichtig, um eine erneute Impaktion und Stuhlretention zu vermeiden. Dies erfordert für gewöhnlich eine medikamentöse Behandlung mit Laxantien in Kombination mit einer Verhaltenstherapie über einen längeren Zeitraum, manchmal über Monate oder sogar Jahre. Trotz der hohen Prävalenz und der Chronizität der Obstipation wurden nur wenige randomisierte kontrollierte Studien durchgeführt, um die Wirksamkeit einer medikamentösen Behandlung mit Laxantien bei Kindern zu bewerten [23–25].

Zu den osmotischen Laxantien zählen Magnesiummilch, Lactulose und PEG. Der Wirkmechanismus der osmotischen Laxantien beruht entweder auf Salzen mit im Darm schlecht resorbierbaren Kat- und Anionen (Magnesium, Phosphat), Molekülen, die im Dickdarm nicht resorbiert, jedoch zu einem gewissen Grad abgebaut werden (Lactulose), oder Verbindungen, die nicht metabolisiert werden. Das osmotische Laxans Magnesiumhydroxid/-sulfat, das auch unter der Bezeichnung 'Magnesiummilch' bekannt ist, blickt auf eine lange Geschichte zurück. Magnesiumhydroxid und Magnesiumsulfat sind zwei Salze, die im Darm schlecht resorbiert werden und deren Wirkmechanismus entweder auf Osmose beruht oder auf einer sekretagogen Wirkung auf die Prostaglandine oder das Cholecystokinin, durch welche die Motilität des Dickdarms verbessert wird [26, 27]. Die Lactulose, ein weiteres häufig eingesetztes Abführmittel, ist ein aus der Lactose gewonnenes Disaccharid, das wirksam die Häufigkeit der Stuhlentleerung erhöht und die Stuhlbeschaffenheit normalisiert [28, 29].

Polyethylenglykole (PEG) sind synthetische, nicht resorbierbare Verbindungen mit hoher molekularer Masse (3 000 und mehr), die von den Bakterien des Dickdarms nicht abgebaut werden. Sie entfalten ihren Wirkmechanismus über Osmose und Volumenausdehnung im Dickdarm. PEG ist als Pulver erhältlich und ist farb- und geruchlos. Angeboten werden reines Polyethylenglykol oder Polyethylenglykol in Kombination mit Elektrolyten. Reines PEG ist geschmacksneutral, was sich in der Langzeitbehandlung von Kindern zur Steigerung der Compliance als signifikanter Vorteil erweisen kann. Zwei kontrollierte randomisierte Multicenter-Studien bescheinigten einer Behandlung mit PEG in Kombination mit Elektrolyten eine höhere kurzfristige Erfolgsrate als einer Behandlung mit Lactulose (50 vs. 29%). Die mit PEG behandelten Patienten wiesen ferner eine bessere Stuhlbeschaffenheit auf, hatten mehr Appetit, litten seltener unter Stuhlimpaktion und benötigten auch seltener Klistiere. Bei einer Behandlung mit PEG in Kombination mit Elektrolyten traten signifikant weniger unerwünschte Arzneimittelwirkungen, wie Bauchschmerzen, Übelkeit, Blähungen und Durchfall, auf als bei einer Behandlung mit Lactulose, aber die Kinder beklagten sich über den schlechten Geschmack. Eine an 49 Kindern mit funktioneller Obstipation und Stuhlinkontinenz durchgeführte randomisierte Studie stellte eine Behandlung mit reinem PEG (*ohne* Elektrolyte) einer Therapie mit Magnesiummilch gegenüber und ergab bei den nach 1, 3, 6 und 12 Monaten durchgeführten Follow-up-Untersuchungen eine ähnliche Wirksamkeit: häufigere Stuhlentleerung, Rückgang der Stuhlinkontinenz und Abnahme der Bauchschmerzen [25]. Die Studie zeigte ferner, dass reines PEG besser schmeckte und besser verträglich war als Magnesiummilch (die Einnahme der Magnesiummilch wurde von 33% der Kinder verweigert, die PEG-Einnahme dagegen von keinem Kind). Unerwünschte Arzneimittelwirkungen während der PEG-Behandlung wurden nicht gemeldet. Die Eltern sollten darauf vorbereitet werden, dass die Stuhlinkontinenz nach Einleitung einer Behandlung mit Laxantien anfänglich anhalten oder sich sogar verschlimmern kann, insbesondere wenn das Kind Angst vor der Stuhlentleerung hat oder sich der Stuhlentleerung weiterhin verweigert.

Stimulierende Laxantien, wie Senna und Bisacodyl, wurden schon vor Jahrzehnten entwickelt, so dass die zur Untersuchung dieser Arzneimittel durchgeführten Studien nicht den aktuellen Kriterien für qualitativ hochwertige klinische Studien entsprechen, was eine Bewertung für eine Vergleichsanalyse unmöglich macht [30]. Im Gegensatz zu den zuvor erwähnten osmotischen Laxantien wird die tägliche Einnahme dieser stimulierenden Laxantien über einen längeren Zeitraum im Allgemeinen nicht empfohlen. Zu den häufig auftretenden unerwünschten Arzneimittelwirkungen zählen u.a. Krämpfe. Die Einnahme dieser Medikamente kann zeitweilig notwendig werden, um ein erneutes Auftreten der Impaktion zu vermeiden. Nach wie vor umstritten ist, ob Laxantien, die Anthraquinon enthalten, wie z.B. Senna, morphologische Veränderungen des autonomen Nervensystems des Dickdarms verursachen können. Bei regelmässiger Einnahme kann es innerhalb von Monaten zu Melanosis coli, einer gut sichtbaren braunen Verfärbung des Dickdarms, kommen, die auch Monate nach Absetzen des Abführmittels weiterhin erkennbar ist [31, 32]. Verursacht wird diese Pigmentierung dadurch, dass die Makrophagen in der Submukosa laxantienverfärbte Zelldebris aufnehmen. Die Verfärbung scheint sich jedoch nicht auf die Funktion auszuwirken [33]. Ein vernünftiger Therapieansatz besteht darin, täglich osmotische Laxantien zu verabreichen und diese bei Bedarf, d.h. wenn nach über 48 oder 72 Stunden keine Stuhlentleerung stattgefunden hat, mit stimulierenden Laxantien zu kombinieren.

Verhaltenstherapie

Eine Therapie bestehend aus Verhaltensintervention in Kombination mit einer Behandlung mit Laxantien zielt darauf ab, die seelische Belastung zu reduzieren, die für das Kind mit der Darmentleerung verbunden ist und über positive Bestärkung normale Stuhlgewohnheiten zu entwickeln bzw. wiederherzustellen. In der Praxis geht man häufig wie folgt vor: Das Kind wird zu einem regelmässigen Toilettentraining ermutigt und angewiesen, nach jeder Mahlzeit (um den Magen-Dickdarm-Reflex zu nutzen) 5 bis 10 Minuten lang auf der Toilette zu sitzen und zu versuchen, Stuhl abzusetzen. Der Patient wird angespornt, seine Füsse auf eine Fussstütze zu stellen und aktiv zu pressen. Das Kind muss verstehen, dass der Schlüssel zum Erfolg darin liegt, dem Stuhldrang Folge zu leisten und nicht darin, den Stuhl zurückzuhalten. Ein weiteres, ebenfalls häufig eingesetztes Hilfsmittel ist das Führen eines Stuhltagebuchs für das betroffene Kind, um Beschwerden aufzuzeichnen, den Behandlungsfortschritt zu quantifizieren und die Motivation zu verbessern. Zur Sicherstellung einer guten Compliance werden kleine, altersentsprechende Belohnungen eingeführt.

Die Verhaltensinterventionen zur Änderung des Verhaltens wurden an Kindern mit retentiver Enkopresis untersucht. Eine an 87 Kindern durchgeführte, randomisierte kontrollierte Studie verglich die folgenden drei Behandlungsmodalitäten: intensive medikamentöse Behandlung, intensive medikamentöse Behandlung plus verbessertes Toilettentraining und intensive medikamentöse Behandlung plus verbessertes Toilettentraining und Biofeedbacktherapie. Nach zwölfmonatiger Behandlung wurden bezüglich der Erfolgsrate keine statistisch signifikanten Unterschiede zwischen den drei Methoden festgestellt [34]. Eine Studie zur Untersuchung, wie sich eine zusätzlich zur medikamentösen Behandlung mit Laxantien durchgeführte Verhaltenstherapie auswirkt, wurde bisher nicht durchgeführt.

Bei Kindern, bei denen eine intensive medizinische Behandlung nicht anschlägt, bzw. bei Kindern mit schweren emotionalen oder ernsten familiären Problemen ist eine Überweisung zum Psychologen indiziert.

Biofeedback

Die Methode des Biofeedbacks scheint bei der Behandlung der Obstipation im Kindesalter nur eine begrenzte Rolle zu spielen [35]. Mit dieser auf Bestärkung basierenden Methode der Konditionierung, die sich aus einer psychologischen Lerntheorie ableitet, wird Kindern vermittelt, wie sie ihre Sphinktermuskeln mit Hilfe von Biofeedbacksystemen kontrollieren können, z.B. Geräten zur Überwachung der anorektalen Kontinenz, mit deren Hilfe sich der Muskeltonus des äusseren Schliessmuskels auf einem Bildschirm oder in Form von Klangmodulationen darstellen lässt [36]. Das Grundprinzip dieses Verfahrens beruht auf der Tatsache, dass sich der äussere Schliessmuskel und die Beckenbodenmuskulatur bei über 50% der Kinder mit Defäkationsstörungen während der Stuhlentleerung nicht entspannen, sondern zusammenziehen (physiologische Manifestation der Stuhlretention) [37]. Biofeedback gilt auch als nützlich, um Kindern ein Gefühl für die rektale Distension zu vermitteln, da einigen Kindern nicht bewusst ist, dass dieses Gefühl den Stuhldrang signalisiert.

In kleineren unkontrollierten Studien wurde belegt, dass sich mit Hilfe des Biofeedbacktrainings eine angemessene Kontraktion des äusseren Schliessmuskels bzw. eine Normalisierung der abnormen Defäkationsmuster erzielen lässt. Während eine von Loening-Baucke durchgeführte Studie [38, 39] anfänglich auf eine signifikante kurzfristige Wirkung des Biofeedback-Verfahrens hindeutete, wurde in anderen kontrollierten Studien und nach einer langfristigen Nachsorgebehandlung kein zusätzlicher Nutzen zu einer Behandlung mit Laxantien nachgewiesen [37, 40, 41]. Laut einer grossen randomisierten kontrollierten Studie, die an 192 Kindern mit Obstipation durchgeführt wurde und belegte, dass das Erzielen eines normalen Defäkationsmusters nicht mit klinischem Erfolg gleichzusetzen war, scheint sich die beobachtete Verbesserung der manometrischen Parameter ferner nicht in einer funktionellen Verbesserung auszudrücken. Aufgrund dieser Daten kamen wir zu dem Schluss, dass es keine überzeugenden Belege gibt, die dafür sprechen, dass die Biofeedback-Methode bei der Mehrzahl der Kinder eine nützliche Zusatztherapie zur Behandlung von Defäkationsstörungen darstellt.

Chirurgische Eingriffe

Zwar führen die oben beschriebenen konventionellen Behandlungsprotokolle bei den meisten Kindern mit Obstipation zum Erfolg, aber bei einigen Kindern persistieren die Symptome trotz intensiver Therapie und optimaler Compliance. Sind die Symptome so ausgeprägt, dass sie die Lebensqualität des Patienten signifikant beeinträchtigen, sollten die Ärzte möglicherweise einen chirurgischen Eingriff vornehmen. Insbesondere die häufig mit der chronischen Obstipation einhergehende Enkopresis kann sich äusserst negativ auf die emotionale und soziale Entwicklung der betroffenen Kinder auswirken [42]. Bis vor Kurzem beschränkten sich die chirurgischen Optionen bei Fehlschlagen der konservativen Behandlung auf die Anlage eines Kolostomas bzw. die Durchführung einer subtotalen Kolektomie. Diese chirurgischen Interventionen galten als zu invasiv, waren häufig irreversibel, wurden oft mit unberechenbaren klinischen Outcomes assoziiert und kamen daher selten zum Einsatz.

Inzwischen gibt es weitere Alternativen. Ein kontinentes Appendikostoma oder ein Button-Coecostoma können angelegt werden, um eine antegrade Darmspülung zu ermöglichen, die den gesamten Darm säubern und zuverlässig für Intervalle ohne Enkopresis sorgen soll. Die Röhrchen des Coecostomas können mittels interventioneller Radiologie oder Endoskopie anstatt durch Operation sicher perkutan platziert werden [43]. Regelmässige Dickdarm-Spülungen steigern die Defäkationshäufigkeit signifikant, führen zu einer Abnahme der Enkopresis und erhöhen somit die Lebensqualität [43, 44]. In den meisten Studien werden hohe Erfolgsraten (von bis zu 80%) erzielt, wahrscheinlich weil die Patienten vor Durchführung der Coecostomie sorgfältig bewertet und ausgewählt werden. Man geht davon aus, dass die Methode bei älteren motivierten Kindern, die normal auf die auf den Dickdarm wirkenden Stimulanzien ansprechen, und bei Kindern, bei denen die Manometrie des Dickdarms eine höhere Zahl an Kontraktionen zeigt, erfolgreicher ist als bei jüngeren Kindern, die nicht auf die auf den Dickdarm wirkenden Stimulanzien ansprechen [45]. Die Manometrie des Dickdarms wird bei Kindern mit Defäkationsstörungen zur Vorhersage der Erfolgschancen einer Coecostomie eingesetzt. Zu den möglichen Nebenwirkungen einer Appendikostomie bei Kindern zählen u.a. die Stomastenose (11%), eine schmerzvolle oder schwierige Katheterisierung (5%) und die iatrogene Perforierung des Appendikostomas [46]. Zu den bekannten Komplikationen, die im Zusammenhang mit der Stomaversorgung auftreten, zählen verrutschte Röhrchen (26%), Leckagen am Stoma (42%) und Granulationsgewebe (68%) [43].

Selbstverständlich sollte eine Operation nur bei Kindern erwogen werden, die seit vielen Jahren unter diesen Symptomen leiden, auf diverse medikamentöse Behandlungen nicht angesprochen haben und zur Behandlung ihrer Symptome bereits mehrmals ins Krankenhaus eingewiesen werden mussten. Eine umfassende Untersuchung der Motilität, u.a. durch Manometrie des Dickdarms, erweist sich bei der klinischen Entscheidungsfindung bezüglich der Operation möglicherweise als hilfreich [47–49].

Nachsorge und Überweisung an Spezialisten

Die Erhaltungsphase beginnt, nachdem die ersten beiden Schritte, die Aufklärung und Desimpaktion, abgeschlossen sind und kann monate- oder jahrelang dauern. Van Ginkel et al. [3] fanden heraus, dass es nach dem anfänglichen Behandlungserfolg bei mindestens 50% der behandelten Kinder innerhalb der ersten 5 Jahre zu mindestens einem Rückfall kam, dass die Krankheit bei 30–50% der Patienten persistierte und dass diese Patienten auch nach fünfjähriger Nachsorgebehandlung, manchmal sogar in einem Alter von über 18 Jahren, unter schweren Symptomen litten. Diese hohe Rückfallrate und die Persistenz der Obstipation unterstreichen, wie wichtig eine sorgfältige und langfristige Nachsorge bei unter Obstipation leidenden Kindern ist. Es wird empfohlen, betroffene Kinder während der Nachsorgebehandlung anfangs 3 bis 4 Mal wöchentlich in der Praxis zu untersuchen, um die Einhaltung und die Wirksamkeit des Behandlungsprogramms sicherzustellen. Stellt sich ein Behandlungserfolg ein, können die Intervalle der Verlaufskontrolle verlängert und die Praxisbesuche im Wechsel mit telefonischer Beratung durchgeführt werden. Die Aufklärung und Entmystifizierung der Erkrankung muss während der Behandlung möglicherweise mehrmals wiederholt werden [50].

Nach erfolgreicher Behandlung stellt sich die Frage, ob die medikamentöse Behandlung fortgesetzt werden soll, und wenn ja, für wie lange. Angesichts der hohen Rückfallraten in den ersten Jahren wird die Behandlung in vielen Fällen, nachdem der Patient symptomfrei ist, mindestens 2 bis 3 Monate lang fortgesetzt und erst dann ein langsames Ausschleichen aus der Behandlung versucht. Bleibt das Kind auch weiterhin symptomfrei, kann die Dosis gesenkt werden, wobei die Eltern angewiesen werden müssen, die Darmgewohnheiten und die Beschaffenheit des Stuhls ihres Kindes genauestens zu überwachen, um schmerzhafte Stuhlentleerungen zu vermeiden, die zu einer erneuten Stuhlimpaktion führen könnten. Bei erneutem Auftreten der Symptome sollten nicht nur die Medikamente wieder eingenommen, sondern auch wieder ein Stuhltagebuch geführt und erneut Wert auf das Toilettentraining gelegt werden.

Schlägt die Therapie fehl bzw. bestehen Bedenken bezüglich einer organischen Erkrankung, dann sollte das Kind an einen pädiatrischen Gastroenterologen überwiesen bzw. ein solcher Spezialist zu Rate gezogen werden. Der pädiatrische Gastroenterologe kann das Kind erneut untersuchen, spezielle Tests anordnen, falls er dies für notwendig erachtet, und die früheren Behandlungen überprüfen. Häufig werden andere oder weitere Medikamente bzw. eine höhere Dosis der bereits eingenommenen Medikamente verordnet, bevor zusätzliche Untersuchungen durchgeführt werden.

Hauptaussagen

(1) Die Aufklärung der Kinder und ihrer Eltern über normale Darmgewohnheiten, die Ätiologie der Obstipation und ihre Behandlung ist ein wichtiger Faktor, um die Einhaltung des Behandlungsprogramms zu gewährleisten und ein erfolgreiches Outcome zu erzielen.

(2) Es sprechen überzeugende Belege dafür, PEG bei Obstipation im Kindesalter als Arzneimittel der Wahl einzusetzen.

(3) Angesichts der hohen Rückfallraten und der Persistenz der Symptome ist eine sorgfältige und langfristige Nachsorge bei Kindern mit Obstipation von grosser Bedeutung.

Literatur

1 van den Berg MM, Benninga MA, Di Lorenzo C: Epidemiology of childhood constipation: a systematic review. Am J Gastroenterol 2006;101:2401–2409.

2 Baker SS, Liptak GS, Colletti RB, et al: Constipation in infants and children: evaluation and treatment. A medical position statement of the North American Society for Pediatric Gastroenterology and Nutrition. J Pediatr Gastroenterol Nutr 1999;29:612–626.

3 van Ginkel R, Reitsma JB, Buller HA, et al: Childhood constipation: longitudinal follow-up beyond puberty. Gastroenterology 2003;125:357–363.

4 Loening-Baucke V: Constipation in early childhood: patient characteristics, treatment, and longterm follow up. Gut 1993;34:1400–1404.

5 Evaluation and treatment of constipation in infants and children: recommendations of the North American Society for Pediatric Gastroenterology, Hepatology and Nutrition. J Pediatr Gastroenterol Nutr 2006;43:e1–e13.

6 Muller-Lissner SA, Kamm MA, Scarpignato C, Wald A: Myths and misconceptions about chronic constipation. Am J Gastroenterol 2005;100:232–242.

7 Roma E, Adamidis D, Nikolara R, et al: Diet and chronic constipation in children: the role of fiber. J Pediatr Gastroenterol Nutr 1999;28:169–174.

8 McClung HJ, Boyne L, Heitlinger L: Constipation and dietary fiber intake in children. Pediatrics 1995;96:999–1000.

9 Morais MB, Vitolo MR, Aguirre AN, Fagundes-Neto U: Measurement of low dietary fiber intake as a risk factor for chronic constipation in children. J Pediatr Gastroenterol Nutr 1999;29:132–135.

10 Williams CL, Bollella M, Wynder EL: A new recommendation for dietary fiber in childhood. Pediatrics 1995;96:985–988.

11 Castillejo G, Bullo M, Anguera A, et al: A controlled, randomized, double-blind trial to evaluate the effect of a supplement of cocoa husk that is rich in dietary fiber on colonic transit in constipated pediatric patients. Pediatrics 2006;118:e641–e648.

12 Loening-Baucke V, Miele E, Staiano A: Fiber (glucomannan) is beneficial in the treatment of childhood constipation. Pediatrics 2004;113:e259–e264.

13 Staiano A, Simeone D, Del GE, et al: Effect of the dietary fiber glucomannan on chronic constipation in neurologically impaired children. J Pediatr 2000;136:41–45.

14 Young RJ, Beerman LE, Vanderhoof JA: Increasing oral fluids in chronic constipation in children. Gastroenterol Nurs 1998;21:156–161.

15 Schlessinger M, Fordtran JS (eds): Gastroenterology, ed 6. Philadelphia, Saunders, 1998, pp 1451–1471.

16 Debongnie JC, Phillips SF: Capacity of the human colon to absorb fluid. Gastroenterology 1978;74:698–703.

17 Tolia V: Use of a balanced lavage solution in the treatment of fecal impaction. J Pediatr Gastroenterol Nutr 1988;7:299–301.

18 Tolia V, Lin CH, Elitsur Y: A prospective randomized study with mineral oil and oral lavage solution for treatment of faecal impaction in children. Aliment Pharmacol Ther 1993;7:523–529.

19 Youssef NN, Peters JM, Henderson W, et al: Dose response of PEG 3350 for the treatment of childhood fecal impaction. J Pediatr 2002;141:410–414.

20 Pashankar DS, Uc A, Bishop WP: Polyethylene glycol 3350 without electrolytes: a new safe, effective, and palatable bowel preparation for colonoscopy in children. J Pediatr 2004;144:358–362.

21 Candy DC, Edwards D, Geraint M: Treatment of faecal impaction with polyethelene glycol plus electrolytes (PGE + E) followed by a double-blind comparison of PEG + E versus lactulose as maintenance therapy. J Pediatr Gastroenterol Nutr 2006;43:65–70.

22 McClung HJ, Potter C: Rational use of laxatives in children. Adv Pediatr 2004;51:231–262.

23 Voskuijl W, de Lorijn F, Verwijs W, et al: PEG 3350 (Transipeg) versus lactulose in the treatment of childhood functional constipation: a double blind, randomised, controlled, multicentre trial. Gut 2004;53:1590–1594.

24 Dupont C, Leluyer B, Ammar F, et al: Double-blind randomized evaluation of clinical and biological tolerance of polyethylene glycol 4000 versus lactulose in constipated children. J Pediatr Gastroenterol Nutr 2005;41:625–633.

25 Loening-Baucke V, Pashankar DS: A randomized, prospective, comparison study of polyethylene glycol 3350 without electrolytes and milk of magnesia for children with constipation and fecal incontinence. Pediatrics 2006;118:528–535.

26 Donowitz M, Rood RP: Magnesium hydroxide: new insights into the mechanism of its laxative effect and the potential involvement of prostaglandin E2. J Clin Gastroenterol 1992;14:20–26.

27 Younoszai MK, Tolaymat N: Chronic functional constipation in infants and children; in Lebenthal E (ed): Textbook of Gastroenterology and Nutrition in Infancy. New York, Raven Press Ltd, 1989, pp 1311–1326.

28 Martino AM, Pesce F, Rosati U: The effects of lactitol in the treatment of intestinal stasis in childhood (in Italian). Minerva Pediatr 1992;44:319–323.
29 Pitzalis G, Deganello F, Mariani P, et al: Lactitol in chronic idiopathic constipation in children. Pediatr Med Chir 1995;17:223–226.
30 Price KJ, Elliott TM: What is the role of stimulant laxatives in the management of childhood constipation and soiling? Cochrane Database Syst Rev 2001;3:CD002040.
31 Willems M, van Buuren HR, de Krijger R: Anthranoid self-medication causing rapid development of melanosis coli. Neth J Med 2003;61:22–24.
32 Speare GS: Melanosis coll; experimental observations on its production and elimination in twenty-three cases. Am J Surg 1951;82: 631–637.
33 Ghadially FN, Walley VM: Melanoses of the gastrointestinal tract. Histopathology 1994; 25:197–207.
34 Borowitz SM, Cox DJ, Sutphen JL, Kovatchev B: Treatment of childhood encopresis: a randomized trial comparing three treatment protocols. J Pediatr Gastroenterol Nutr 2002; 34:378–384.
35 Brazzelli M, Griffiths P: Behavioural and cognitive interventions with or without other treatments for the management of faecal incontinence in children. Cochrane Database Syst Rev 2006;2:CD002240.
36 Engel BT, Nikoomanesh P, Schuster MM: Operant conditioning of rectosphincteric responses in the treatment of fecal incontinence. N Engl J Med 1974;290:646–649.
37 van der Plas RN, Benninga MA, Buller HA, et al: Biofeedback training in treatment of childhood constipation: a randomised controlled study. Lancet 1996;348:776–780.
38 Loening-Baucke V: Modulation of abnormal defecation dynamics by biofeedback treatment in chronically constipated children with encopresis. J Pediatr 1990;116:214–222.
39 Loening-Baucke V: Biofeedback treatment for chronic constipation and encopresis in childhood: long-term outcome. Pediatrics 1995;96:105–110.
40 Wald A, Chandra R, Gabel S, Chiponis D: Evaluation of biofeedback in childhood encopresis. J Pediatr Gastroenterol Nutr 1987; 6:554–558.
41 Nolan T, Catto-Smith T, Coffey C, Wells J: Randomised controlled trial of biofeedback training in persistent encopresis with anismus. Arch Dis Child 1998;79:131–135.
42 Youssef NN, Langseder AL, Verga BJ, Mones RL, Rosh JR: Chronic childhood constipation is associated with impaired quality of life: a case-controlled study. J Pediatr Gastroenterol Nutr 2005;41:56–60.
43 Mousa HM, van den Berg MM, Caniano DA, et al: Cecostomy in children with defecation disorders. Dig Dis Sci 2006;51:154–160.
44 Youssef NN, Barksdale JE, Griffiths JM, et al: Management of intractable constipation with antegrade enemas in neurologically intact children. J Pediatr Gastroenterol Nutr 2002;34:402–405.
45 van den Berg MM, Hogan M, Caniano DA, et al: Colonic manometry as predictor of cecostomy success in children with defecation disorders. J Pediatr Surg 2006;41:730–736.
46 Cascio S, Flett ME, De la Hunt M, et al: MACE or caecostomy button for idiopathic constipation in children: a comparison of complications and outcomes. Pediatr Surg Int 2004;20:484–487.
47 Youssef NN, Pensabene L, Barksdale E Jr, Di Lorenzo C: Is there a role for surgery beyond colonic aganglionosis and anorectal malformations in children with intractable constipation? J Pediatr Surg 2004;39:73–77.
48 Villarreal J, Sood M, Zangen T, et al: Colonic diversion for intractable constipation in children: colonic manometry helps guide clinical decisions. J Pediatr Gastroenterol Nutr 2001;33:588–591.
49 Pensabene L, Youssef NN, Griffiths JM, Di Lorenzo C: Colonic manometry in children with defecatory disorders. Role in diagnosis and management. Am J Gastroenterol 2003; 98:1052–1057.
50 Rappaport LA, Levine MD: The prevention of constipation and encopresis: a developmental model and approach. Pediatr Clin North Am 1986;33:859–869.

Annales Nestlé

Ann Nestlé [Ger] 2007;65:81–89
DOI: 10.1159/000148349

Funktionelle Stuhlinkontinenz bei Kindern

Marloes E.J. Bongers Marc A. Benninga

Department of Pediatric Gastroenterology and Nutrition, Emma Children's Hospital, Academic Medical Center, Amsterdam, The Netherlands

Schlüsselwörter
Funktionelle Stuhlinkontinenz · Enkopresis · Obstipation im Kindesalter

Zusammenfassung
Stuhlinkontinenz bezeichnet die unwillkürliche Stuhlentleerung. Dieses frustierende Symptom verursacht Kindern und ihren Familien erhebliches Leid und beträchtliche Belastungen. Die Stuhlinkontinenz im Kindesalter lässt sich in zwei Hauptkategorien unterteilen: (1) die organische Stuhlinkontinenz, die sich z. B. infolge anorektaler Missbildungen oder neurogener Störungen ergibt, und (2) die nichtorganische bzw. funktionelle Stuhlinkontinenz. Dieser Übersichtsartikel konzentriert sich ausschliesslich auf die funktionelle Stuhlinkontinenz bei Kindern und geht auf Definition, Epidemiologie, Pathophysiologie und die neueren Erkenntnisse hinsichtlich klinischer und diagnostischer Aspekte ein.

Definition

Bisher wurden die Begriffe Enkopresis und Stuhlschmieren (Soiling) beliebig austauschbar zur Beschreibung der nichtorganischen (funktionellen) Stuhlinkontinenz verwendet. Inzwischen unterscheiden viele Pfleger diese beiden Begriffe nach der ausgeschiedenen Stuhlmenge [1]. Während Enkopresis wie folgt definiert wird: Wiederholtes willkürliches oder unwillkürliches Absetzen *normalen* Stuhls an dafür nicht vorgesehenen Stellen (z.B. in die Kleidung oder auf den Boden) bei Kindern nach Abschluss des vierten Lebensjahrs (oder einer vergleichbaren Entwicklungsstufe) ohne organische Ursache [2], gilt Stuhlschmieren (Soiling) als der unwillkürliche Abgang *kleiner Stuhlmengen*, die Spuren in der Unterwäsche hinterlassen [1]. Weltweit gesehen verwenden Kinderärzte die Bezeichnung Enkopresis in verschiedenen Zusammenhängen. Während die Enkopresis von Kinderärzten in den USA häufig als Ausdruck einer gestörten Aggressionssteuerung gesehen wird, wird sie von Kinderärzten in Europa und Australien eher mit Obstipation assoziiert.

Die Stuhlinkontinenz ist das wichtigste Symptom der Obstipation im Kindesalter [3]. Die Stuhlinkontinenz ist ein allgemein bekanntes, von den Eltern leicht zu bewertendes Symptom. In unserer Ambulanz verwenden wir ferner die Häufigkeit der unwillkürlichen Stuhlentleerung und die Stuhlmenge in der Unterwäsche als objektive Marker für die Schwere der Obstipation und die Wirksamkeit der Behandlung. Es überrascht daher, dass die Stuhlinkontinenz in den 1999 im Rahmen der Rom-II-Kriterien aufgestellten Definitionen der funktionellen, d.h. der nichtorganischen, Obstipation und der funktionellen Stuhlretention nicht enthalten war [4]. Zwei jüngere Studien untersuchten die Anwendbarkeit der Rom-II-Kriterien in der klinischen Praxis [3, 5]. Voskuijl et al. [3] bewerteten 130 Patienten, die unter Obstipation bzw. Stuhlinkontinenz litten und stellten fest, dass die Erkrankung bei Zugrundelegung der Rom-II-Kriterien bei 16%

KARGER

Fax +41 61 306 12 34
E-Mail karger@karger.ch
www.karger.com

0250–9652/07/0652–0081$23.50/0

Online-Zugriff auf:
www.karger.com/and

M.E.J. Bongers, MD
Department of Pediatric Gastroenterology and Nutrition, Room C2-312
Academic Medical Centre, Meibergdreef 9
NL–1105 AZ Amsterdam (The Netherlands)
Tel. +31 20 566 2906, Fax +31 20 566 9478, E-Mail mbongers@amc.nl

Tabelle 1. Rom-III-Kriterien

1	Funktionelle Obstipation: Bei Kleinkindern im Alter von bis zu 4 Jahren müssen mindestens zwei der unten aufgeführten Kriterien über eine Dauer von mindestens einem Monat vorliegen: Zwei oder weniger Stuhlentleerungen pro Woche Nach Erlernen der Stuhlkontrolle mindestens eine Episode der Stuhlinkontinenz pro Woche Übermässige Stuhlretention in der Anamnese Schmerzhafter oder harter Stuhlgang in der Anamnese Grosse Stuhlmassen im Rektum Grosse Stuhlmassen, welche die Toilette verstopfen können, in der Anamnese Keine erkennbaren strukturellen, endokrinen oder metabolischen Ursachen
2	Funktionelle nicht-retentive Enkopresis: Bei Kindern mit einem Entwicklungsalter von mindestens 4 Jahren müssen die folgenden Beschwerden vor der Diagnose mindestens zwei Monate lang vorgelegen haben: Mehr als eine Episode der im sozialen Kontext unpassenden Stuhlentleerung pro Monat Keine erkennbaren entzündlichen, anatomischen, metabolischen oder neoplastischen Prozesse, welche die Symptome des Patienten erklären würden Keine erkennbare Stuhlretention

der betroffenen Patienten nicht entdeckt wurde [3]. Loening-Baucke [5] untersuchte 213 Kinder mit Stuhlinkontinenz, um zu bewerten, ob diese Kinder die Rom-II-Kriterien für funktionelle Stuhlretention erfüllten. Obwohl in der Anamnese bzw. der klinische Untersuchung bei 85% der Kinder Anzeichen einer Stuhlretention entdeckt wurden, erfüllten nur 41% der Kinder die Rom-II-Kriterien. Beide Studien kamen zu dem Ergebnis, dass die Rom-II-Kriterien zu restriktiv sind und viele der unter Obstipation leidenden Patienten nicht erfassen. Ausgehend von den in diesen Studien gemachten Empfehlungen wurde die Stuhlinkontinenz als ein Kriterium der funktionellen Obstipation in die Rom-III-Kriterien aufgenommen. Ferner wurden in den Rom-III-Kriterien die Begriffe Enkopresis und Stuhlschmieren durch den neutraleren Begriff funktionelle Stuhlinkontinenz ersetzt. Die funktionelle Stuhlinkontinenz lässt sich weiter unterteilen in die mit der funktionellen Obstipation (functional constipation, FC) zusammenhängende retentive Enkopresis und die funktionelle nicht-retentive Enkopresis (functional non-retentive fecal incontinence, FNRFI). Die Rom-III-Kriterien für die funktionelle Obstipation und die funktionelle nicht-retentive Enkopresis sind in Tabelle 1 zusammengefasst [6].

Epidemiologie

Laut einer systematischen Übersichtsarbeit jüngeren Datums beträgt die Prävalenz der Obstipation im Kindesalter weltweit in der allgemeinen Bevölkerung zwischen 0,7 und 29,6% (Median 8,9; interquartiler Abstand 5,3–17,4) [7]. Die meisten Studien berichten über ähnliche Prävalenzraten bei Jungen und Mädchen [7]. Zum Thema Stuhlinkontinenz bei Kindern mit Obstipation wurden nur zwei epidemiologische Studien gefunden. Eine an 1 975 griechischen Kindern im Alter zwischen 2 und 14 Jahren durchgeführte Studie ergab eine beträchtlich höhere Rate an Stuhlinkontinenz bei den unter Obstipation leidenden Kindern als bei den Kontrollkindern (25 vs. 0,4%) [8]. Im Gegensatz dazu ergab eine an 319 brasilianischen Kindern im Alter zwischen 8 und 10 Jahren durchgeführte Studie keine Unterschiede bezüglich der Stuhlinkontinenz bei Kindern mit und Kindern ohne Obstipation (19 vs. 14%) [9]. Für die niedrige Prävalenz der Stuhlinkontinenz bei den Kindern mit Obstipation und die hohe Prävalenz bei den Kindern ohne Obstipation wurde keine plausible Erklärung geliefert.

Zur Prävalenz der Stuhlinkontinenz gibt es nur wenige epidemiologische Studien und diese sind in der Regel veraltet. 1966 berichtete Bellmann [2], die Prävalenz der Stuhlinkontinenz betrage bei Kindern über 4 Jahren 1,3%. In der Altersgruppe der 7- bis 8-Jährigen betrug die Prävalenz bei Jungen 2,3% und bei Mädchen 1,3% und in der Altersgruppe der 10- bis 12-Jährigen 1,3 bzw. 0,3% [2, 10]. Die Stuhlinkontinenz trat häufiger beim männlichen Geschlecht auf, wobei das Verhältnis männlich zu weiblich zwischen 3:1 und 6:1 beträgt [2, 11, 12]. Eine jüngere populationsbasierte Studie zur Prävalenz der Stuhlinkontinenz erhob bei 13 111 Kindern im Alter zwischen 5 und 6 Jahren und 9 780 Kindern im Alter zwischen 11 und 12 Jahren die Daten zur Stuhlinkontinenz [13]. Die Gesamtprävalenz der Stuhlinkontinenz belief sich auf 3,0%. Die Stuhlinkontinenz trat häufiger in der Altersgruppe der 5- bis 6-Jährigen als bei den 11- bis 12-Jährigen (4,1 vs. 1,6%) und häufiger bei Jungen als bei Mädchen auf (3,7 vs. 2,4%) [13].

Die Tatsache, dass in keiner der veröffentlichten epidemiologischen Studien zur Stuhlinkontinenz zwischen der funktionellen Obstipation und der funktionellen nicht-retentiven Enkopresis unterschieden wurde, ist eine eindeutige Unzulänglichkeit. Künftig sollten in grossen populationsbasierten Studien die Rom-III-Kriterien verwendet werden, um einen tieferen Einblick in die unterschiedliche Prävalenz dieser beiden Erkrankungen zu erhalten.

Pathophysiologie

Die Obstipation im Kindesalter setzt für gewöhnlich in den ersten vier Lebensjahren ein. Die Stuhlverhaltung spielt bei der Entstehung bzw. Persistenz der Obstipation eine wichtige Rolle. Man geht davon aus, dass der Zeitpunkt der Sauberkeitserziehung eine kritische Phase ist, in der es infolge des zwischen Kind und Eltern ausgetragenen 'Kampfes' zur Obstipation kommen kann [14]. Borowitz et al. [15] fanden interessanterweise keinen Zusammenhang zwischen dem Zeitpunkt, der Art und den Methoden der Sauberkeitserziehung einerseits und der Entstehung einer Obstipation im Kleinkindalter andererseits. Die Stuhlverhaltung bei Kindern kann auf diverse andere Ursachen zurückzuführen sein: (1) Erfahrungen mit schmerzhaften oder harten Stuhlgängen in der Vergangenheit; (2) Analfissuren; (3) zu wenig Zeit für eine regelmässige Stuhlentleerung, und (4) Widerstand seitens des Kindes, fremde Toiletten zu benutzen [15].

Je länger der Stuhlgang zurückgehalten wird, desto schwerer wird die Stuhlentleerung. Dies führt zu einem Teufelskreis, bei dem das Rektum durch abnorm feste und grosse Stuhlmengen zunehmend gedehnt wird [1]. Eine chronische Überdehnung des Rektums führt dann in der Folge zur Überlaufenkopresis. Eine chronische Stuhlimpaktion kann mit der Zeit zu einem dilatierten Rektum mit herabgesetztem Rektaltonus und reduzierter rektaler Kontraktilität führen, wodurch sich die Stuhlentleerung noch weiter verzögert [16]. Letztendlich führt dann möglicherweise eine gestörte Rektalfunktion und nicht die Stuhlverhaltung zu einer persistierenden obstruktiven Defäkationsstörung. Voskuijl et al. [17] berichteten bei Kindern mit Obstipation über eine höhere Dehnbarkeit des Rektums (rektale Compliance) als bei gesunden Kindern. Dieses Ergebnis deutet darauf hin, dass das Rektum gedehnt wird und daher grössere Stuhlmengen nötig sind, um eine rektale Empfindung, wie z.B. Stuhldrang auszulösen. Bei Kindern mit Obstipation und Kindern mit funktioneller nicht-retentiver Enkopresis [17] wurde keine Störung des rektalen Empfindens festgestellt. Zwar liegt bei den meisten Kindern mit chronischer Obstipation eine Störung der rektalen Compliance vor, aber die klinische Relevanz dieser Störung wurde bislang nicht untersucht. Bei Kindern mit funktioneller nicht-retentiver Enkopresis unterschied sich die rektale Compliance nicht von der rektalen Compliance gesunder Kinder – ein Ergebnis, das dafür spricht, dass es sich bei der funktionellen nicht-retentiven Enkopresis um eine eigenständige Erkrankung handelt [17, 18].

Die Stuhlinkontinenz wird häufig mit Verhaltensproblemen in Verbindung gebracht. Laut der inzwischen überholten Meinung der psychiatrischen Fachliteratur leiden Kinder mit Stuhlinkontinenz unter massiven Verhaltensstörungen, die durch eine passiv/aggressive Persönlichkeit gekennzeichnet sind [2, 19, 20]. Es wurde die These aufgestellt, diese Verhaltensprobleme seien die Ursache der Stuhlinkontinenz und die betroffenen Kinder müssten daher psychiatrisch behandelt werden [19]. Gabel et al. [21] fanden später heraus, dass Kinder mit Stuhlinkontinenz in der Tat häufiger unter Verhaltensstörungen leiden als Kinder aus der Kontrollgruppe, jedoch nicht in dem Ausmass, wie es bei Kindern, die an einen Dienst zur Versorgung psychischer Erkrankungen überwiesen werden, üblich ist. Zwei epidemiologische Studien jüngeren Datums stellten bei Kindern mit Stuhlinkontinenz jeweils höhere Raten an emotionalen Störungen und Verhaltensauffälligkeiten fest als bei Kindern ohne Stuhlinkontinenz [13, 22]. Kinder, bei denen häufiger Episoden der Stuhlinkontinenz (mindestens einmal wöchentlich) auftreten, leiden öfter unter diesen Problemen als Kinder, bei denen die Stuhlinkontinenz nur gelegentlich (seltener als einmal wöchentlich) auftritt [22]. Diese Studien geben jedoch keine Antwort auf die Frage, ob die psychischen Probleme Ursache oder Folge der Stuhlinkontinenz sind.

Mit den Verhaltensproblemen von Kindern mit retentiver Enkopresis vor und nach der Behandlung haben sich mehrere Studien befasst. Levine et al. [23] stellte im Vergleich mit einer Kontrollgruppe fest, dass Kinder mit Stuhlinkontinenz vermehrt sozial zurückgezogen waren und affektive Veränderungen aufwiesen. Eine Besserung der Stuhlinkontinenz nach der Behandlung ging mit einer allgemeinen Verbesserung der Verhaltensprofile einher. Gleichermassen stellte Young [24] fest, dass die erfolgreiche Behandlung der Stuhlinkontinenz bei Kindern eine Abnahme der Verhaltensprobleme und eine Verbesserung der Sozialkompetenz zur Folge hatte.

Eine Studie bewertete die Verhaltensprofile von Kindern mit funktioneller nicht-retentiver Enkopresis [25]. Bei 35% dieser Kinder wurden anfänglich abnorme Verhaltensscores beobachtet. Eine erfolgreiche Behandlung wurde mit einer Besserung der Verhaltensscores assoziiert. Diese drei Studien bekräftigen die These, dass die Stuhlinkontinenz an der Ätiologie von Verhaltensproblemen beteiligt ist und nicht primär als psychische Störung klassifiziert werden kann. Dies unterstreicht die Vermutung, dass die Erstbehandlung von Kindern mit Stuhlinkontinenz in einer pädiatrischen Klinik erfolgen kann.

Klinische Präsentation

Die Stuhlinkontinenz ist eine besonders peinliche und erschreckende Erkrankung mit beträchtlichen medizinischen, sozialen und wirtschaftlichen Auswirkungen. Bei den meisten Kindern genügen eine gründliche Anamnese und eine klinische Untersuchung zur Differenzialdiagnose zwischen der funktionellen Obstipation und der funktionellen nicht-retentiven Enkopresis. Die nachfolgenden Fallberichte beschreiben zwei Patienten unserer Ambulanz und illustrieren die wichtigsten klinischen Unterschiede zwischen diesen beiden Erkrankungen.

Fallbericht 1

Ein achtjähriges Mädchen mit Stuhlinkontinenz wurde von ihrem Kinderarzt in unsere ambulante Klinik überwiesen. Die Entleerung des Mekoniums erfolgte innerhalb von 24 Stunden nach der Geburt und bei der Patientin traten im Säuglings- und Kleinkindalter keine Probleme mit der Stuhlentleerung auf. Die Sauberkeitserziehung war im Alter von drei Jahren abgeschlossen. Bei Schuleintritt im Alter von vier Jahren stellte das Mädchen jedoch die Stuhlentleerung auf der Toilette ein. Als die Patientin in unserer ambulanten Klinik vorstellig wurde, kotete sie täglich, manchmal auch nachts, zwei- bis dreimal ein. Alle zwei Wochen kam es bei dem Mädchen zur Entleerung einer grossen Stuhlmenge, welche die Toilette verstopfte. Die Stuhlkonsistenz war hart. Das Mädchen klagte häufig über Bauchschmerzen und Appetitmangel, wobei diese Symptome eindeutig mit dem Defäkationsmuster zusammenhingen. Verspürte das Mädchen einen Stuhldrang, überkreuzte es die Beine, um den Stuhl zurückzuhalten. Eine Behandlung mit Lactulose (15 ml/Tag) ergab keine Verbesserung. Die Untersuchung des Abdomens ergab keinen pathologischen Befund. Bei der Untersuchung des Rektums wurde jedoch perianal Stuhl festgestellt. Bei der digitalen Untersuchung des Rektums konnte eine grosse Stuhlmasse nachgewiesen werden.

Fallbericht 2

Ein Allgemeinarzt überwies einen achtjährigen Jungen mit Stuhlinkontinenz an unsere Ambulanz. Die Entleerung des Mekoniums erfolgte innerhalb von 48 Stunden nach der Geburt. Der Junge konnte im Alter von drei Jahren seinen Schliessmuskel tagsüber vollständig kontrollieren, kotete jedoch ab einem Alter von 5 Jahren häufig ein, wobei keine klare Ursache für das Einkoten festzustellen war. Trotz normaler Stuhlhäufigkeit wurde der Junge mit diversen Laxativa, u.a. Lactulose und Polyethylenglykol 3350, behandelt. Diese Behandlungsregimes mit Abführmitteln führten jedoch nicht zu einer Verringerung, sondern eher zu einer massiven Verstärkung der Stuhlinkontinenz. Nach Absetzen der Abführmittel kam es weiterhin einmal täglich zur Stuhlentleerung, wobei der Stuhl normal beschaffen war. Nichtsdestrotrotz stellte sich bezüglich der Stuhlinkontinenz keine Änderung ein. Im Gegensatz zu Kindern mit schwerer chronischer Obstipation, die mehrmals täglich einkoten, kam es bei unserem Patienten mit funktioneller nicht-retentiver Enkopresis stets einmal täglich und zwar nach der Schule, beim Spiel mit seinen Freunden zur Stuhlinkontinenz. Verspürte er einen Stuhldrang, dann verschob der Patient häufig den Gang zur Toilette. Sein Appetit war normal und er klagte nicht über Bauchschmerzen. Der Junge nässte ausserdem nachts ein. Die Untersuchung des Abdomens und des Rektums ergab keinen Hinweis auf Stuhlretention.

Klinische Symptome

Bei ungefähr 85% der Kinder mit Obstipation kommt es infolge einer schweren Stuhlimpaktion zur Stuhlinkontinenz [3]. Entsprechend der klinischen Präsentation unserer ersten Patientin leiden Kinder mit funktioneller Obstipation (retentiver Enkopresis, bzw. Einkoten im Zusammenhang mit Stuhlverstopfung) unter einer Kombination der folgenden Symptome: zu seltene Stuhlentleerung, Entleerung grosser Stuhlmengen, harter Stuhlgang, Einkoten und verkrampfte Körperhaltung. Aufgrund der seltenen Defäkation kommt es bei vielen Patienten zur sporadischen Entleerung grosser Stuhlmengen. Der Entleerung grosser Stuhlmengen gehen oft Episoden mit vermehrtem Einkoten, Bauchschmerzen und Appetitlosigkeit voraus. Diese Symptome verschwinden unmittelbar nach der Stuhlentleerung [26]. Die Stuhlinkontinenz ist häufig die Folge einer Impaktion des Rektums, die tagsüber und in schweren Fällen auch nachts zur Überlaufenkopresis führt. Die digitale Untersuchung des Abdomens bzw. des Rektums zeigt bei ungefähr 40 bis 80% der Kinder mit Obstipation einen Kotballen (Scybalum) im Rektum, wie bei unserer Patientin beschrieben [5, 27]. Die rektale Untersuchung bietet bei Kindern mit Stuhlinkontinenz wertvolle Informationen, da die Stuhlverhaltung auf das Rektum beschränkt sein kann und daher bei einer Untersuchung des Abdomens eventuell übersehen wird. Zwei Studien zeigten, dass bei 8–14% der Kinder das Vorliegen einer Stuhlverhaltung, die zur Diagnose Obstipation führte, in der rektalen Untersuchung festgestellt wurde [3, 5].

Bei dem 8-jährigen Jungen mit Stuhlinkontinenz, der in unserer Klink vorstellig wurde, lagen im Gegensatz dazu keine Anzeichen einer Obstipation vor. Die folgenden Symptome sind charakteristisch für die funktionelle nicht-retentive Enkopresis und bestätigen die Diagnose: normale Defäkationshäufigkeit in Kombination mit normaler Stuhlkonsistenz, keine Entleerung grosser Stuhlmengen und kein Nachweis einer Stuhlimpaktion bei der klinischen Untersuchung. Es ist allgemein bekannt, dass bei Kindern mit funktioneller nicht-retentiver Enkopresis, wie z. B. hier bei unserem Patienten, die Häufigkeit des Einkotens unter Behandlung mit Laxativa zu- anstatt abnimmt. Abführmittel sind bei diesen Kindern kontraindiziert, da ihre Defäkationshäufigkeit und Stuhlkonsistenz bereits normal ist. Kinder mit nicht-retentiver Enkopresis koten nachts seltener ein (12%) als Kinder mit retentiver Enkopresis (30%) [28], nässen dagegen aber sowohl tagsüber als auch nachts häufiger ein (40–45%) als letztere (25–29%) [29, 30].

Diagnostische Aufarbeitung

Anamnese und klinische Untersuchung

Eine sorgfältige Anamnese und eine vollständige klinische Untersuchung sind die Eckpfeiler der Diagnose von funktioneller Obstipation und funktioneller nicht-retentiver Enkopresis. Bei der Anamneseerhebung sollten auch die Stuhlgewohnheiten des Kindes von der Geburt bis zum Zeitpunkt der Anamnese erfragt werden. Informationen über das Alter, in dem die Darmprobleme erstmals aufgetreten sind, die Häufigkeit der Stuhlentleerung, die Stuhlkonsistenz und -menge, Blutverlust aus dem Rektum, Schmerzen bei der Stuhlentleerung, Entleerung grosser Stuhlmengen und eine verkrampfte Körperhaltung bei der Stuhlentleerung sind von grosser Wichtigkeit. Erfragt werden müssen auch die Häufigkeit des (täglichen bzw. nächtlichen) Einkotens und die Situationen, in denen es zu Einkoten kommt (beim Spielen im Freien, beim Fernsehen oder am Computer). Begleitsymptome, wie z.B. Bauchschmerzen, Appetitlosigkeit und Einnässen, sind zu bewerten. Die Anamnese sollte auch die Ernährung des Kindes sowie frühere Behandlungsstrategien ermitteln. Allgemeine Informationen über Wachstum, Medikamenteneinnahme und neuromuskuläre Entwicklung sind einzuholen. Auskünfte über psychische oder Verhaltensprobleme und besondere Ereignisse im familiären Umfeld, wie z.B. die Geburt von Geschwistern, die Scheidung der Eltern, der Tod eines Familienmitglieds sowie sexueller Missbrauch sind ebenfalls von wesentlicher Bedeutung.

Bei allen Kindern mit Defäkationsstörungen sollte stets eine vollständige klinische und neurologische Untersuchung durchgeführt werden [26]. Die Untersuchung des Abdomens liefert wertvolle Hinweise bezüglich der Ansammlung von Gas oder Stuhl. Die Untersuchung der Perianalregion gibt Aufschluss über Anusposition, Stuhl in der Perianalregion, Rötung, Dermatitis, Ekzeme, Risse, Hämorrhoiden und Narben. Werden in der Untersuchung Analfissuren und Narben nachgewiesen, die nicht auf medizinische Ursachen zurückzuführen sind, so muss die Möglichkeit des sexuellen Missbrauchs in Betracht gezogen werden. Analfissuren und Narben finden sich sehr viel häufiger bei Kindern, die in der Vergangenheit anal sexuell missbraucht wurden [31, 32]. Die anorektale digitale Untersuchung bewertet das perianale Empfinden, den Analtonus, die Grösse des Rektums, die Menge und Konsistenz des im Rektum befindlichen Stuhls, die willkürliche Kontraktion und Erschlaffung des Analsphinkters sowie das Vorliegen eines normalen Anokutanreflexes.

Röntgenaufnahme des Abdomens und Kolon-Transitzeit

In der klinischen Praxis wird bei Kindern mit Anzeichen einer Obstipation bzw. mit Stuhlinkontinenz häufig eine normale Röntgenaufnahme des Abdomens angefertigt, um die Stuhlmenge im Darm nachzuweisen. Die Daten bezüglich des Nutzens einer solchen Röntgenaufnahme zur Diagnose der Obstipation sind jedoch widersprüchlich. Eine unlängst durchgeführte, systematische Übersichtsarbeit bewertete die in kontrollierten Studien gewonnenen Belege hinsichtlich des Zusammenhangs zwischen einer auf einer Röntgenaufnahme des Abdomens nachgewiesenen Stuhlimpaktion und den klinischen Anzeichen und Symptomen bei Kindern [33]. Zu diesem Thema konnten nur zwei qualitativ hochwertige Studien ermittelt werden. Ausgehend von diesen Studien kam man zu dem Schluss, dass auf der Basis einer Röntgenaufnahme die Diagnose Obstipation genauso häufig bei Kindern mit wie bei Kindern ohne klinische Obstipation gestellt wird [33].

Man vermutet, dass der zusätzliche Einsatz radioopaker Marker zur Bewertung der Kolon-Transitzeit (CTT) wertvollere Informationen über die Darmperistaltik liefert als eine normale Abdomen-Röntgenaufnahme. Bei der Methode nach Bouchoucha nehmen die Patienten an sechs aufeinanderfolgenden Tagen täglich eine Kapsel mit 10 Markern ein und am 7. Tag wird dann eine Röntgenaufnahme zur Berechnung der Kolon-Transitzeit angefertigt [34]. Mit dieser Methode lassen sich sowohl die vollständige Darmpassage als auch die Passage in den einzelnen Darmabschnitten bewerten und so verschiedene Obstipationsformen unterscheiden: (1) normale Kolon-Transitzeit = normale Passage durch alle Darmabschnitte; (2) Outlet-Obstruktion = verzögerte Passage im Bereich des Enddarms und des Afters; (3) Slow-Transit-Obstipation = verzögerte Passage durch den gesamten Darm (kologene Obstipation) [26]. Bei ungefähr 50% der Kinder mit Obstipation ist die Passage durch den Darm verzögert [35–37], und zwar meist im Bereich des Enddarms und des Afters [35]. Es stellte sich heraus, dass die Symptome der schweren Obstipation, die von den betroffenen Kindern bzw. ihren Eltern in einem Stuhltagebuch aufgezeichnet wurden, stark mit einer verlängerten Passagezeit durch den Darm korrelierten [35]. Ferner wurde belegt, dass die von den Betroffenen in einem Stuhltagebuch aufgezeichneten Symptome mit den tatsächlichen Stuhlgewohnheiten des Kindes übereinstimmen [38]. Dies bestätigt, dass eine Bewertung der Passagezeit durch den Darm bei einer angemessenen Bestandsaufnahme der klinischen Symptome überflüssig ist. Bei der Unterscheidung von Kindern mit funktioneller Obstipation und Kindern mit funktioneller nicht-retentiver Enkopresis dagegen hat sich der Marker-Test als nützlich erwiesen. Die Passagezeit durch den Darm ist bei neunzig Prozent der Kinder mit funktioneller nicht-retentiver Enkopresis normal [36]. Ergibt die klinische Untersuchung keine Stuhlimpaktion und ist die Passagezeit durch den Darm und die Häufigkeit der Stuhlentleerung normal, so bestätigt dies die Diagnose funktionelle nicht-retentive Enkopresis.

Magnetresonanztomographie des Rückenmarks

Werden in der klinischen Untersuchung neurologische Auffälligkeiten nachgewiesen, gilt es, einen spinalen Dysraphismus, z.B. ein intradurales Lipom, ein Lipom des Filum terminale, Dermalsinus und Tight filum terminale, als Ursache auszuschliessen [39]. Alarmierende Anzeichen für eine neurologische Auffälligkeit sind u.a. motorische und sensorische Störungen der unteren Extremitäten, abnorme Reflexe bzw. auffällige Empfindungen im Anorektalbereich und ein abnormer Anokutanreflex [39, 40]. Werden diese Auffälligkeiten bei Kindern festgestellt, muss eine Magnetresonanztomographie des Rückenmarks durchgeführt werden. In einer vor Kurzem durchgeführten Studie ergab die Magnetresonanztomographie bei 9% der unter intraktabler Obstipation leidenden Kinder eine Rückenmarkanomalie. Nachdem diese Anomalie durch einen chirurgischen Eingriff behoben wurde, legte sich die Obstipation bei 86% dieser Kinder [40]. Bei der Studie handelte es sich um eine retrospektive Studie an Patienten mit schwerer Obstipation, die nicht auf eine aggressive Therapie zur Darmentleerung ansprachen, was die Interpretation der Ergebnisse natürlich einschränkt. Um mehr Klarheit über mögliche ursächliche Rückenmarkanomalien zu gewinnen, müssen künftig prospektive Studien an Kindern mit Obstipation durchgeführt werden.

Anorektale Manometrie und Barostat

Zur Bewertung der anorektalen Funktion können diverse Methoden eingesetzt werden. Die anorektale Manometrie misst den Druck im Anorektalbereich und dient zur Bewertung der Sphinkterfunktion und der Kontraktionsmuster. Bei Kindern mit Obstipation kann die anorektale Manometrie zur Untersuchung des rektoanalen Inhibitionsreflex eingesetzt werden. Der Nachweis des rektoanalen Inhibitionsreflex dient dem Ausschluss von Morbus Hirschsprung. In der klinischen Praxis können diese Messungen nur von erfahrenen Ärzten bei Säuglingen durchgeführt werden, da die Interpretation der Untersuchung durch das Schreien und die Bewegungen der Säuglinge erschwert wird. Ferner ist die rektale Saugbiopsie der genaueste Test zur Diagnose von Morbus Hirschsprung und daher der anorektalen Manometrie vorzuziehen [41].

Die Bewertung der Kontraktionsmuster mittels anorektaler Manometrie ergab bei ungefähr 50–60% der Kinder mit Obstipation und Stuhlinkontinenz eine auffällige Defäkationsdynamik, z.B. das Unvermögen, bei der Defäkation den externen Analsphinkter zu entspannen [25, 42, 43]. Zwischen der Normalisierung der Defäkationsdynamik durch Biofeedback-Training und einem positiven klinischen Outcome wurde jedoch kein Zusammenhang festgestellt, was darauf schliessen lässt, dass die auffällige Defäkationsdynamik bei diesen Kindern kein wichtiges pathophysiologisches Merkmal ist [25, 42].

Mittels anorektaler Manometrie wurde in mehreren Studien belegt, dass die rektale Sensitivität bei einem beträchtlichen Teil der unter Obstipation und Stuhlinkontinenz leidenden Kinder gestört ist [44, 45]. Die Messung der viszeralen Empfindung mittels volumengesteuerter Dehnung, z.B. bei der Manometrie, wird u.a. durch die unterschiedliche Compliance und die Grösse der Hohlorgane beeinflusst [46]. Studien mit Barostat-Messungen haben belegt, dass das Problem bei Patienten mit funktioneller Obstipation eher durch eine erhöhte Compliance verursacht wird als durch eine Sensitivitätsstörung [17]. Die klinischen Auswirkungen dieses Ergebnisses müssen noch näher untersucht werden. Barostat-Messungen an Kindern mit Obstipation bleiben daher erfahrenen Experten vorbehalten. Bei Kindern mit funktioneller nicht-retentiver Enkopresis ist sowohl die Compliance als auch die rektale Sensitivität normal.

Zusammenfassend kann festgestellt werden, dass eine Routineuntersuchung mittels anorektaler Manometrie oder Barostat-Messung bei Kindern mit Obstipation und Stuhlinkontinenz nicht indiziert ist.

Behandlung

Die Behandlung der funktionellen Obstipation beruht auf einer Kombination aus Aufklärung von Eltern und Kind, Verhaltensänderungen und einer Behandlung mit Abführmitteln [47]. Ein umfassender Überblick über die multimodale Therapie bei Obstipation im Kindesalter erfolgt an anderer Stelle in dieser Ausgabe der *Annales Nestlé*.

Abgeleitet von dem Behandlungsansatz für Kinder mit Obstipation, werden Kinder mit funktioneller nicht-retentiver Enkopresis konventionell durch Aufklärung, Verhaltensänderung (mittels Toilettentraining dreimal täglich nach den Mahlzeiten) und dem Führen eines 'Stuhltagebuchs' behandelt [48]. Die Therapie muss sanft und frei von Schuldzuweisungen sein und ein Belohnungssystem hat sich daher als nützlich erwiesen. Abführmittel sind bei Kindern mit funktioneller nicht-retentiver Enkopresis kontraindiziert, da ihre Stuhlentleerungsfrequenz bereits normal ist [29]. Sonstige Optionen der medikamentösen Behandlung, z.B. mit Loperamid, wurden vorgeschlagen, bedürfen hinsichtlich ihrer Wirksamkeit zur Behandlung der funktionellen nicht-retentiven Enkopresis jedoch noch weiterer Untersuchungen [49]. Es gibt keinerlei Hinweis darauf, dass Biofeedback-Training bei der Behandlung der funktionellen nicht-retentiven Enkopresis im Kindesalter eine zusätzliche Nutzwirkung zur konventionellen Therapie entfaltet [25]. Auch zur Rolle der psychologischen Therapie bei funktioneller nicht-retentiver Enkopresis stehen bisher keine Daten zur Verfügung. Die Frage, ob es zur Behandlung der funktionellen nicht-retentiven Enkopresis weiterer Therapiealternativen bedarf, muss künftig in randomisierten kontrollierten Studien mit wohl durchdachtem Studiendesign untersucht werden [25].

Follow-up

Kinder mit Obstipation wurden in diversen langfristigen Follow-up-Untersuchungen bewertet. Staiano et al. [50] beobachteten 62 Kinder über einen Zeitraum von 5 Jahren. Bei der Hälfte der Kinder mit Obstipation persistierten die Symptome während dieses Beobachtungszeitraums, d.h. bei diesen Kindern erfolgte die Stuhlentleerung auch weiterhin weniger als viermal wöchentlich. Interessanterweise sank die Häufigkeit der Stuhlinkontinenz unabhängig von dem bezüglich der Obstipation erzielten Outcome signifikant. In einer weiteren Studie mit einer mittleren Follow-up-Dauer von 4 Jahren wurden 66% der 137 Kinder mit Obstipation geheilt, wobei der Begriff «Obstipation» in der Studie jedoch nicht eindeutig definiert war [51]. Das Vorliegen von Stuhlinkontinenz bei Einschluss in die Studie wurde nicht mit einem schlechteren Outcome während der Follow-up-Dauer assoziiert. Eine dritte, von Van Ginkel et al. durchgeführte Follow-up-Studie [52] bewertete 403 Kinder mit Obstipation. Eine erfolgreiche Behandlung wurde wie folgt definiert: Eine Stuhlentleerungsfrequenz von mindestens dreimal wöchentlich und weniger als zwei Stuhlinkontinenzepisoden über einen Zeitraum von vier Wochen. Insgesamt belief sich der Prozentsatz an erfolgreich behandelten Kindern während der gesamten Beobachtungsdauer von 8 Jahren auf 80%, wobei bereits bei der nach einem Jahr durchgeführten Follow-up-Untersuchung eine Erfolgsrate von 60% festgestellt worden war. Bei 50% der Kinder kam es nach anfänglichem Behandlungserfolg innerhalb der ersten 5 Jahre zu mindestens einem Rückfall. Bei einem Drittel aller Patienten persistierten die Symptome der Obstipation bis ins junge Erwachsenenalter. Im Gegensatz zu der zuvor erwähnten Studie wurde bei der Gruppe von Kindern, die bei Einschluss in die Studie nicht unter Stuhlinkontinenz litten, eine höhere Rate an positiven Outcomes erzielt [52].

Diese Ergebnisse belegen, dass die meisten Kinder, die unter Obstipation mit oder ohne Stuhlinkontinenz leiden, eine günstige Langzeitprognose haben. Andererseits jedoch widerlegen sie die allgemeine Annahme, die Obstipation vergehe bei den betroffenen Kindern mit Einsetzen der Pubertät von selbst. Die Symptome persistieren möglicherweise über das 18. Lebensjahr hinaus. Eine chronische Obstipation im Kindesalter wird mit einer verringerten Lebensqualität assoziiert [53]. Auch die Kinder selbst berichteten, in erster Linie aufgrund ihres beeinträchtigten physischen Leistungsvermögens, über eine niedrigere Lebensqualität. Die von den Eltern der Kinder angegebene Lebensqualität war sogar noch niedriger als die der betroffenen Kinder, wobei die Angaben wahrscheinlich von der Symptomdauer bei den Kindern und dem Auftreten ähnlicher Symptome bei weiteren Familienmitgliedern beeinflusst wurden [53]. Die Lebensqualität ist nicht nur bei Kindern mit Obstipation, sondern bei allen Kindern mit funktionellen Störungen der Stuhlentleerung, gemäss der Definition der Rom-II-Kriterien für funktionelle Erkrankungen des GI-Trakts, niedriger als bei gesunden Kontrollpersonen [54]. Die Ärzte müssen sich bewusst sein, wie stark sich diese Störungen auf das Kind auswirken und wie gross die Sorgen sind, die sich die Eltern während der Behandlung ihrer Kinder machen.

Eine kleine Studie untersuchte vor Kurzem die Beziehung zwischen der funktionellen Obstipation im Kindesalter und anderen funktionellen Störungen des Gastrointestinaltrakts, wie z.B. Obstipation und Reizdarmsyndrom im Erwachsenenalter [55]. Das Auftreten einer Obstipation im Kindesalter schien einer der Prädiktoren für das Reizdarmsyndrom im Erwachsenenalter zu sein. Diese Studie beobachtete jedoch nur 20 Patienten bis ins Erwachsenenalter, d.h. das Outcome der Obstipation im Kindesalter sollte in prospektiven, an einer grösseren Stichprobe durchgeführten Follow-up-Studien näher untersucht werden. Die Follow-up-Untersuchung von Kindern mit Obstipation ist wichtig, da Rückfälle nach erfolgreicher Behandlung und die Persistenz der Symptome bis ins Erwachsenenalter alles andere als selten sind.

Schlussfolgerungen

Die funktionelle Stuhlinkontinenz bei Kindern ist im Allgemeinen eine Folge der funktionellen Obstipation. Entscheidend ist, dass bei Kindern mit Stuhlinkontinenz in der klinischen Praxis zwischen der funktionellen Obstipation (functional constipation, FC) und der funktionellen nicht-retentiven Enkopresis (functional non-retentive fecal incontinence, FNRFI) unterschieden werden muss, da diese zwei Krankheiten unterschiedliche Behandlungsstrategien erfordern. Die Unterscheidung dieser beiden Erkrankungen beruht hauptsächlich auf einer sorgfältigen Anamneseerhebung und klinischen Untersuchung. Um weitere Einblicke in die Prävalenz, die Pathophysiologie und die langfristigen Outcomes der funktionellen Störungen des Gastrointestinaltrakts im Kindesalter zu gewinnen, müssen künftig Studien mit einem wohldurchdachten Studiendesign durchgeführt werden. Es bleibt zu hoffen, dass die vor Kurzem definierten Rom-III-Kriterien den internationalen Vergleich der Ergebnisse künftiger Studien und die internationale Zusammenarbeit auf diesem Bereich erleichtern werden.

Hauptaussagen

(1) Bei der funktionellen Stuhlinkontinenz im Kindesalter muss gemäss der Rom-III-Kriterien für funktionelle gastrointestinale Störungen im Kindesalter zwischen der retentiven und der nicht-retentiven Enkopresis unterschieden werden.
(2) In der klinischen Praxis wird mittels eingehender Anamneseerhebung und gründlicher klinischer Untersuchung sorgfältig zwischen der retentiven und der nicht-retentiven Enkopresis unterschieden.
(3) Die klinische Untersuchung sollte zur Bewertung der Stuhlimpaktion zumindest eine digitale rektale Untersuchung umfassen, vorausgesetzt die Kinder ängstigen sich nicht zu sehr vor dieser Untersuchung.
(4) Bei Kindern mit funktioneller nicht-retentiver Enkopresis sind Defäkationsmuster und die Dauer der Darmpassage normal und in der klinischen Untersuchung wird keine Stuhlimpaktion nachgewiesen.
(5) Die hohe Rückfallrate und die Persistenz der Obstipation bis ins Erwachsenenalter zeigen, wie wichtig Follow-up-Untersuchungen bei Kindern mit Obstipation sind, unabhängig davon, ob die Obstipation mit Stuhlinkontinenz einhergeht oder nicht.

Literatur

1 Di Lorenzo C, Benninga MA: Pathophysiology of pediatric fecal incontinence. Gastroenterology 2004;126(suppl):33–40.
2 Bellman M: Studies on encopresis. Acta Paediatr Scand 1966;Suppl 170:7–151.
3 Voskuijl WP, Heijmans J, Heijmans HS, et al: Use of Rome II criteria in childhood defecation disorders: applicability in clinical and research practice. J Pediatr 2004;145:213–217.
4 Rasquin-Weber A, Hyman PE, Cucchiara S, et al: Childhood functional gastrointestinal disorders. Gut 1999;45:60–68.
5 Loening-Baucke V: Functional fecal retention with encopresis in childhood. J Pediatr Gastroenterol Nutr 2004;38:79–84.
6 Rasquin A, Di Lorenzo C, Forbes D, et al: Childhood functional gastrointestinal disorders: child/adolescent. Gastroenterology 2006;130:1527–1537.
7 Van den Berg MM, Benninga MA, Di Lorenzo C: Epidemiology of childhood constipation: a systematic review. Am J Gastroenterol 2006;101:2401–2409.
8 Roma-Giannikou E, Adamidis D, Gianniou M, et al: Epidemiology of chronic constipation in Greek children. Hell J Gastroenterol 1999;12:58–62.
9 Araujo Sant'Anna AM, Calcado AC: Constipation in school-aged children at public schools in Rio de Janeiro, Brazil. J Pediatr Gastroenterol Nutr 1999;29:190–193.
10 Rutter M, Tizard J, Yule W, et al: Research report: Isle of Wight Studies, 1964–1974. Psychol Med 1976;6:313–332.
11 Levine MD: Children with encopresis: a descriptive analysis. Pediatrics 1975;56:412–416.
12 Loening-Baucke V: Encopresis and soiling. Pediatr Clin North Am 1996;43:279–298.

13 van der Wal MF, Benninga MA, Hirasing RA: The prevalence of encopresis in a multicultural population. J Pediatr Gastroenterol Nutr 2005;40:345–348.
14 Huschka M: The child's response to coercive bowel training. Psychosom Med 1942;4:301–308.
15 Borowitz SM, Cox DJ, Tam A, et al: Precipitants of constipation during early childhood. J Am Board Fam Pract 2003;16:213–218.
16 Mertz H, Naliboff B, Mayer E: Physiology of refractory chronic constipation. Am J Gastroenterol 1999;94:609–615.
17 Voskuijl WP, van Ginkel R, Benninga MA, et al: New insight into rectal function in pediatric defecation disorders: disturbed rectal compliance is an essential mechanism in pediatric constipation. J Pediatr 2006;148:62–67.
18 Bongers ME, Tabbers MM, Benninga MA: Functional nonretentive fecal incontinence in children. J Pediatr Gastroenterol Nutr 2007;44:5–13.
19 Bemporad JR, Kresch RA, Asnes R, Wilson A: Chronic neurotic encopresis as a paradigm of a multifactorial psychiatric disorder. J Nerv Ment Dis 1978;166:472–479.
20 Hoag JM, Norriss NG, Himeno ET, Jacobs J: The encopretic child and his family. J Am Acad Child Psychiatry 1971;10:242–256.
21 Gabel S, Hegedus AM, Wald A, et al: Prevalence of behavior problems and mental health utilization among encopretic children: implications for behavioral pediatrics. J Dev Behav Pediatr 1986;7:293–297.
22 Joinson C, Heron J, Butler U, Von Gontard A: Psychological differences between children with and without soiling problems. Pediatrics 2006;117:1575–1584.
23 Levine MD, Mazonson P, Bakow H: Behavioral symptom substitution in children cured of encopresis. Am J Dis Child 1980;134:663–667.
24 Young MH: Functional encopresis: symptom reduction and behavioral improvement. J Dev Behav Pediatr 1995;16:226–232.
25 van der Plas RN, Benninga MA, Redekop WK, et al: Randomised trial of biofeedback training for encopresis. Arch Dis Child 1996; 75:367–374.
26 Benninga MA, Voskuijl WP, Taminiau JA: Childhood constipation: is there new light in the tunnel? J Pediatr Gastroenterol Nutr 2004;39:448–464.
27 Hatch TF: Encopresis and constipation in children. Pediatr Clin North Am 1988;35: 257–280.
28 Benninga MA, Buller HA, Heymans HS, et al: Is encopresis always the result of constipation? Arch Dis Child 1994;71:186–193.
29 van Ginkel R, Benninga MA, Blommaart PJ, et al: Lack of benefit of laxatives as adjunctive therapy for functional nonretentive fecal soiling in children. J Pediatr 2000;137:808–813.
30 Loening-Baucke V: Urinary incontinence and urinary tract infection and their resolution with treatment of chronic constipation of childhood. Pediatrics 1997;100:228–232.
31 Pierce AM: Anal fissures and anal scars in anal abuse – are they significant? Pediatr Surg Int 2004;20:334–338.
32 Bruni M: Anal findings in sexual abuse of children (a descriptive study). J Forensic Sci 2003;48:1343–1346.
33 Reuchlin-Vroklage LM, Bierma-Zeinstra S, Benninga MA, Berger MY: Diagnostic value of abdominal radiography in constipated children: a systematic review. Arch Pediatr Adolesc Med 2005;159:671–678.
34 Bouchoucha M, Devroede G, Arhan P, et al: What is the meaning of colorectal transit time measurement? Dis Colon Rectum 1992; 35:773–782.
35 de Lorijn F, van Wijk MP, Reitsma JB, et al: Prognosis of constipation: clinical factors and colonic transit time. Arch Dis Child 2004;89:723–727.
36 Benninga MA, Buller HA, Heymans HS, et al: Is encopresis always the result of constipation? Arch Dis Child 1994;71:186–193.
37 Papadopoulou A, Clayden GS, Booth IW: The clinical value of solid marker transit studies in childhood constipation and soiling. Eur J Pediatr 1994;153:560–564.
38 van der Plas RN, Benninga MA, Redekop WK, et al: How accurate is the recall of bowel habits in children with defaecation disorders? Eur J Pediatr 1997;156:178–181.
39 Rossi A, Biancheri R, Cama A, et al: Imaging in spine and spinal cord malformations. Eur J Radiol 2004;50:177–200.
40 Rosen R, Buonomo C, Andrade R, Nurko S: Incidence of spinal cord lesions in patients with intractable constipation. J Pediatr 2004; 145:409–411.
41 de Lorijn F, Reitsma JB, Voskuijl WP, et al: Diagnosis of Hirschsprung's disease: a prospective, comparative accuracy study of common tests. J Pediatr 2005;146:787–792.
42 van der Plas RN, Benninga MA, Buller HA, et al: Biofeedback training in treatment of childhood constipation: a randomised controlled study. Lancet 1996;348:776–780.
43 Sunic-Omejc M, Mihanovic M, Bilic A, et al: Efficiency of biofeedback therapy for chronic constipation in children. Coll Antropol 2002;26(suppl):93–101.
44 Molnar D, Taitz LS, Urwin OM, Wales JK: Anorectal manometry results in defecation disorders. Arch Dis Child 1983;58:257–261.
45 Meunier P, Marechal JM, de Beaujeu MJ: Rectoanal pressures and rectal sensitivity studies in chronic childhood constipation. Gastroenterology 1979;77:330–336.
46 Camilleri M: Testing the sensitivity hypothesis in practice: tools and methods, assumptions and pitfalls. Gut 2002;51(suppl 1):i34–i40.
47 Constipation Guideline Committee of the North American Society for Pediatric Gastroenterology, Hepatology and Nutrition: Evaluation and treatment of constipation in infants and children: recommendations of the North American Society for Pediatric Gastroenterology, Hepatology and Nutrition. J Pediatr Gastroenterol Nutr 2006;43: e1–e13.
48 Voskuijl WP, Reitsma JB, van GR, et al: Longitudinal follow-up of children with functional nonretentive fecal incontinence. Clin Gastroenterol Hepatol 2006;4:67–72.
49 Voskuijl WP, van Ginkel R, Taminiau JA, et al: Loperamide suppositories in an adolescent with childhood-onset functional nonretentive fecal soiling. J Pediatr Gastroenterol Nutr 2003;37:198–200.
50 Staiano A, Andreotti MR, Greco L, et al: Long-term follow-up of children with chronic idiopathic constipation. Dig Dis Sci 1994; 39:561–564.
51 Keuzenkamp-Jansen CW, Fijnvandraat CJ, Kneepkens CM, Douwes AC: Diagnostic dilemmas and results of treatment for chronic constipation. Arch Dis Child 1996;75:36–41.
52 van Ginkel R, Reitsma JB, Buller HA, et al: Childhood constipation: Longitudinal follow-up beyond puberty. Gastroenterology 2003;125:357–363.
53 Youssef NN, Langseder AL, Verga BJ, et al: Chronic childhood constipation is associated with impaired quality of life: a case-controlled study. J Pediatr Gastroenterol Nutr 2005;41:56–60.
54 Faleiros FT, Machado NC: Assessment of health-related quality of life in children with functional defecation disorders. J Pediatr (Rio J) 2006;82:421–425.
55 Khan S, Campo J, Bridge JA, et al: Long-term outcome of functional childhood constipation. Dig Dis Sci 2006;52:64–69.